Im Spannungsfeld zwischen Standort im Krankenhaus und Wirkung ins Außen

Kolja Heckes · Ismail Özlü
Christian Heerdt

Im Spannungsfeld zwischen Standort im Krankenhaus und Wirkung ins Außen

Entlassmanagement als intersektorales und sozialraumorientiertes Format

Springer VS

Kolja Heckes
Fachbereich Sozialwesen
Katholische Hochschule NRW
Münster, Deutschland

Ismail Özlü
Fachbereich Gesundheit
Hochschule Bielefeld
Bielefeld, Deutschland

Christian Heerdt
Standort Köln
Kuratorium Deutsche Altershilfe
Berlin, Deutschland

ISBN 978-3-658-50655-1 ISBN 978-3-658-50656-8 (eBook)
https://doi.org/10.1007/978-3-658-50656-8

Die Deutsche Nationalbibliothek verzeichnet diese Publikation in der Deutschen Nationalbibliografie; detaillierte bibliografische Daten sind im Internet über https://portal.dnb.de abrufbar.

Springer VS ist ein Imprint der eingetragenen Gesellschaft Springer Fachmedien Wiesbaden GmbH und ist ein Teil von Springer Nature.
Die Anschrift der Gesellschaft ist: Abraham-Lincoln-Str. 46, 65189 Wiesbaden, Germany

Was Sie in diesem Buch finden können

- Zielsetzungen des Entlassmanagements im Krankenhaus – differenziert nach den Systemlogiken der beteiligten Akteur*innen
- Theoretische Auseinandersetzungen mit den Auswirkungen von Sektorisierungen auf das Entlassmanagement
- Erkenntnistheoretische, machttheoretische und netzwerktheoretische Perspektiven auf bestehende systemimmanente Reduktionismen in der Wirkungserfassung und Qualitätsentwicklung
- Systemtheoretische Betrachtungen der ökonomischen Rahmenbedingungen von Krankenhausbehandlung und Entlassmanagement in dessen historischer Entwicklung
- Bewertung aktueller gesundheitspolitischer Entwicklungen im Kontext der Regionalisierung von Gesundheit – mit einem Vorschlag, Entlassmanagement als Teil einer integrierten Sorgearchitektur zu konzipieren

Interessenskonflikt Die Autor*innen haben keine relevanten Interessenskonflikte im Zusammenhang mit dieser Publikation.

Über dieses Buch

Dieses Buch nimmt eine System-, Macht- sowie Netzwerkperspektive auf das Entlassmanagement ein und spannt den Bogen vom Krankenhaus, in dem das Entlassmanagement organisatorisch verankert ist, hin zum „Außen“ – dem ambulanten Setting und den alltäglichen Lebenswelten –, auf das hin es seine praktischen Wirkungen entfalten soll. Reproduzierende Reduktionismen in der Wirkungserfassung und Qualitätsentwicklung, bestehende Sektorisierungen und Partiallogiken, historische Gewordenheiten sowie aktuelle gesundheitspolitische Entwicklungen werden dabei kritisch beleuchtet. Der Erzählbogen mündet in einen konkreten Vorschlag, das Entlassmanagement mit einer sozialräumlich integrierten Sorgearchitektur zu verbinden. Die Entwicklung des Entlassmanagements – und diesen zentralen Punkt ‚essenziert‘ dieses Buch – muss jenes Spannungsfeld berücksichtigen, in dem die Krankenhausentlassung zugleich ein Prozess des Krankenhauses ist als auch Wirkung nach außen entfalten soll. Entsprechend dieser Perspektive ist der Text in drei Schwerpunkte gegliedert, die für dieses Spannungsverhältnis besonders relevant erscheinen: 1) Studienlage, Qualitätsprozesse und epistemologisch-methodologische, hierbei transdisziplinäre Perspektiven; 2) Historische Genese und systemtheoretische Perspektiven; 3) Gesundheitssystemische Entwicklungen und praktisch-konzeptionelle Perspektiven.

Inhaltsverzeichnis

Über den Autor

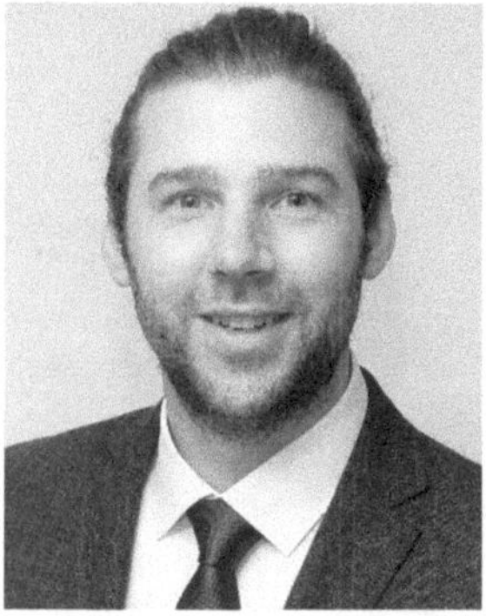

Prof. Dr. phil. Kolja Heckes Professor für Fachwissenschaft Soziale Arbeit, Katholische Hochschule Nordrhein-Westfalen (katho), Standort Münster, Piusallee 89, 48147 Münster, k.heckes@katho-nrw.de, www.katho-nrw.de/heckes-kolja

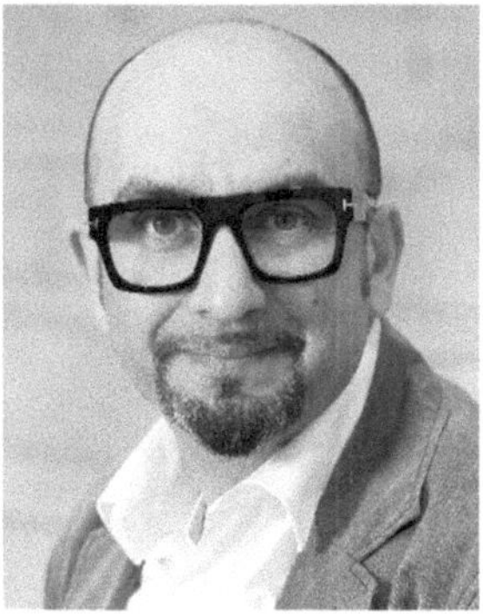

Prof. Dr. rer. cur. Ismail Özlü Professor für Pflegewissenschaft, Hochschule Bielefeld, Fachbereich Gesundheit, Interaktion 1, 33619 Bielefeld. Ismail.oezlue@hsbi.de https://www.hsbi.de/personenverzeichnis/ismail-oezlue https://www.caretech-owl.de/wir

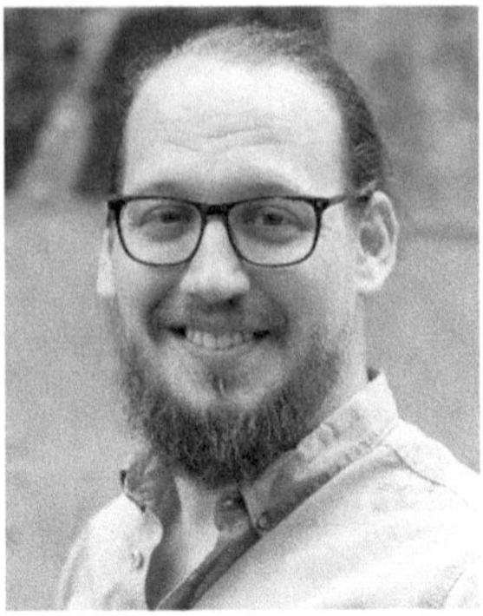

Christian Heerdt Wissenschaftliche Leitung. Kuratorium Deutsche Altershilfe (KDA), Michaelkirchstraße 17–18, 10179 Berlin, christian.heerdt@kda.de, www.kda.de

1 Einleitung: Entlassmanagement als Steuerung zwischen Systemgrenzen

Dieses Buch nimmt eine System-, Macht- sowie Netzwerkperspektive auf das Entlassmanagement ein und spannt den Bogen vom Krankenhaus, in dem das Entlassmanagement organisatorisch verankert ist, hin zum „Außen" – dem ambulanten Setting und den alltäglichen Lebenswelten –, auf das hin es seine praktischen Wirkungen entfalten soll. Reproduzierende Reduktionismen in der Wirkungserfassung und Qualitätsentwicklung, bestehende Sektorisierungen und Partiallogiken, historische Gewordenheiten sowie aktuelle gesundheitspolitische Entwicklungen werden dabei kritisch beleuchtet. Der Erzählbogen mündet in einen konkreten Vorschlag, das Entlassmanagement mit einer sozialräumlich integrierten Sorgearchitektur zu verbinden. Die Entwicklung des Entlassmanagements – und diesen zentralen Punkt ‚essenziert' dieses Buch – muss jenes Spannungsfeld berücksichtigen, in dem die Krankenhausentlassung zugleich ein Prozess des Krankenhauses ist als auch Wirkung nach außen entfalten soll. Entsprechend dieser Perspektive ist der Text in drei Schwerpunkte gegliedert: 1) Studienlage, Qualitätsprozesse und epistemologisch-methodologische, hierbei transdisziplinäre Perspektiven; 2) Historische Genese und systemtheoretische Perspektiven; 3) Gesundheits- und Pflegesystemische Entwicklungen und praktisch-konzeptionelle Perspektiven.

In seiner Entstehung ist der vorliegende Text somit das Ergebnis einer gemeinsamen Auseinandersetzung der drei Autoren, in der sie – ohne Anspruch auf abschließende Vollständigkeit – die o. g. im Krankenhaus-Entlassmanagement relevanten und miteinander verknüpften Perspektiven identifizierten und fokussierten. Diese Perspektiven und ihre Kontinuitäten wurden gemeinsam diskutiert, bevor die Blickwinkel dann im Hauptteil dieses Buches jeweils von einem der Autoren vertieft ausgearbeitet wurden: Kolja Heckes befasst sich dabei eingehend mit der Epistemologie und den Machtdynamiken hinter der Entlassmanagement-

K. Heckes et al., *Im Spannungsfeld zwischen Standort im Krankenhaus und Wirkung ins Außen*, https://doi.org/10.1007/978-3-658-50656-8_1

Studienlage und darauf basierenden -standardisierungsprozessen und diskutiert forschungsmethodologische Perspektiven (Kap. 4); Ismail Özlü vertieft die Dimension der entstandenen Sektorisierungen und Friktionen, wie sie sich historisch entlang der Entwicklung der Krankenhausfinanzierung nachvollziehen lassen, und nimmt Stellung zu den Chancen der Interprofessionalität (Kap. 5 und 6); Christian Heerdt stellt schließlich dem vorangegangen Problemaufschlag eine Diskussion aktueller gesundheitspolitischer/-systemischer Entwicklungen sowie den praktischen Lösungsvorschlag ‚integrierender Sozialraumagenturen' gegenüber (Kap. 7).

Für eine gute nachstationäre Versorgung von Patient*innen stellt insbesondere die Koordinierung der Versorgungsprozesse bei hochkomplexen Versorgungssituationen eine zu bewältigende Aufgabe dar. Das Entlassmanagement ist eine Form gesetzlich kodifizierter Beauftragung des entlassenden Krankenhauses als Organisation, in dem verschiedene Prozesse innerhalb einer interprofessionellen Zusammenarbeit von z. B. Pflegedienst, ärztlicher Dienst und Sozialdienst aufeinander abgestimmt werden müssen (§ 39 Abs. 1a SGB V). Das Entlassungsmanagement kann als ein Steuerungsinstrument verstanden werden, bei dem man zielgerichtet die Prozesse lenken muss, um eine gute Versorgungsqualität im Rahmen von akutstationärer Krankenbehandlung bzw. vielmehr auch in der nachstationären Versorgung zu erreichen. Im Rahmen von Entlassmanagement gilt es sektorenübergreifend im deutschen Gesundheits- und Pflegesystem die Patient*innenversorgung sicherzustellen. Es gilt an den strukturellen Schnittstellen der Sektorengrenzen mannigfaltige Probleme zu lösen, die Systemgrenzen übergreifend zu bewältigen sind. Hierzu gehören zum einen die Systemgrenzen zwischen den Einrichtungen im Gesundheitswesen als Organisationen, wie z. B. das Krankenhaus als soziales System, der ambulante Pflegedienst als ein weiteres soziales System, Hilfsmittelversorger, Niedergelassene Ärzt*innenpraxen etc. und alle weiteren beteiligten Organisationen bzw. Akteure, die in die Versorgung der Patient*innen involviert sind, je nach Versorgungsbedarf. Zum anderen zeichnen sich Systemgrenzen auch innerhalb der jeweiligen Organisationen im Gesundheitswesen ab, in dem sich je nach Funktionslogik Subsysteme bilden können, je nach Versorgungseinheit (Luhmann 1972, 1984, 2000; Vogd 2004). Darüber hinaus be- bzw.- entstehen mit Blick auf die Patient*innen Systemgrenzen zum informellen Sorgesystem der Person. Allein die Partiallogiken der einzelnen Professionen, die in das Entlassmanagement involviert sind, bilden wiederum spezifische Sinnstrukturen, die verantwortlich für die Komplexitätssteigerung in sozialen Systemen sein können (Luhmann 2000; Özlü 2017; Gärtner 1997; Schulz-Nieswandt 2010). Der Komplexitätsgrad des Unterfangens Entlassmanagement wird also entsprechend mit den jeweilig spezifischen Sinnstrukturen der Organisation Krankenhaus als soziales System gesteigert. Insbesondere sind die Systemgrenzen des Krankenhauses und seine sinnkonstituierenden Differenzierungen von besonderem Interesse, wenn das Thema Entlassmanagement in diesem Beitrag analysiert wird.

Neben der krankenhausinternen Differenzierung von Subsystemen und ihren eigenen Systemlogiken, die durch die unterschiedlichen Professionen der Health Care Worker*innen (Mediziner*innen, Pflegefachpersonen, Sozialarbeiter*innen des Sozialdienstes und andere Therapie- und Gesundheitsfachberufe) in die Prozesse induziert werden, gibt es an den Außengrenzen des sozialen Systems Krankenhaus weitere Organisationen, die innerhalb der relevanten Umwelt des Krankenhauses verortet werden, wie z. B. Krankenversicherungen und die staatlichen Aufsichtsbehörden. Diese weiteren Organisationen in der relevanten Umwelt des Krankenhauses, die ihrerseits entsprechende Irritationen liefern, spielen ebenfalls eine Rolle im Gesamtkontext. Diese Irritationen bleiben im besten Fall nicht nur Pertubation der Umwelt, sondern formieren sich zu relevanten Informationen innerhalb des Systems Krankenhaus. Diese Informationsgenerierung kann nur im System Krankenhaus selber entstehen, weil soziale Systeme aufgrund ihrer Genese operativ geschlossen und ihrer Umwelt gegenüber wahrnehmungsoffen sind (Luhmann 1984; Özlü 2017, S. 230–239). Informationsentstehung ist unter anderem auch dann wichtig, wenn es um das Thema Entlassmanagement geht. Zum Beispiel fungieren das oberste Ministerium, das Bundesministerium für Gesundheit und nachfolgend alle Landesministerien als verantwortliche Aufsichtsbehörden für die Krankenhäuser und die Krankenkassen, als Körperschaften des öffentlichen Rechts, die ihrerseits auch Interessen vertreten, unter anderem das Interesse eines gut funktionierenden Entlassmanagements, das am Ende keine Zusatzkosten für das Gesundheitssystem verursacht, wenn es optimal läuft. Ein Teil dieser Interessen sind u. a. in dem § 39, Abs. 1a geregelt; „Die Krankenhausbehandlung umfasst ein Entlassmanagement zur Unterstützung einer sektorenübergreifenden Versorgung der Versicherten beim Übergang in die Versorgung nach Krankenhausbehandlung“ (SGB V, § 39, Abs. 1a, o. J.) und dem dazugehörigen Rahmenvertrag über ein entsprechendes Entlassmanagement. Schmitz und Berchtold (2016, S. 90) stellen fest, dass es mindestens vier Subsysteme, wie z. B. Cure, Care, Control und Community sind, die je eigene Partialrationalitäten darbieten, an derer man das Auseinanderfallen und die Fragmentierung der Prozesse im Funktionssystem Gesundheit beobachten kann und dies erscheint als eine der Ursachen, warum das Entlassmanagement seine Aktualität als Thema seit Jahren nicht verliert. Und auch, warum in dem Diskurs, der sich entlang der Studienlage seit mindestens zwei Jahrzehnten abzeichnet, immer wieder auf Limitationen und Probleme infolge von Sektorisierungen und Kontinuitätsbrüchen zwischen Systemen aufmerksam gemacht wird, während sich wirkungsrekonstruktive Forschungen sowie sektorübergreifende, partizipative und adressat*innenorientierte Praxis- und Qualitätsentwicklungen institutionell weiterhin aber nur begrenzt durchsetzen. Und auch wer einen Blick in die konkrete Praxis wagt, sieht schnell, dass die praxeologischen Herausforderungen im Kontext des Entlassmanagement nicht weniger werden. Vielmehr ist gegenläufig zu beobachten, dass je hochkomplexer die Versorgungsfälle aufgrund der demografischen Veränderung der Gesellschaft und je stärker die Prognosen der Medikalisierungsthese zutreffen, desto größer der Steuerungsbedarf im System im Rahmen der Überleitung aus dem akutstationären Krankenbehandlungssystem in die Langzeitversorgung wird, wenn an dieser Stelle diese normative Formulierungsweise einmal erlaubt sei.

Das Krankenhaus als Organisation stellt für sich schon bereits ein hochkomplexes soziales System dar (Gärtner 1997; Özlü 2017; Pelikan 1993), das im Rahmen von Entlassmanagement an den entsprechenden Schnittstellen funktionierende strukturelle Kopplungen notwendig macht, damit es nicht zu Abbrüchen in den Kommunikationsprozessen im Zuge der Überleitung der Patient*innen in die nachstationäre Versorgung kommt. Der medizinische Behandlungserfolg ist nämlich abhängig von einem erfolgreichen Übergang aus dem System Krankenhaus in die Anschlussversorgung im Rahmen eines Patient*innen orientierten Entlassmanagements, insbesondere bei vulnerablen Patient*innen-Gruppen mit einem hochkomplexen Versorgungsbedarf (Gröning et al. 2016b). Problematisch sind sogenannte Drehtüreffekte, die seit Einführung der G-DRG 2003 immer wieder zu beobachten sind, die ursächlich aus Fast Track Prozessen (sogenannte blutige Entlassungen) im Rahmen der Krankenbehandlung zur Optimierung der mittleren Verweildauer, sowie aus instabilen häuslichen Versorgungssituationen heraus resultieren und in der Konsequenz zu einer Wiederaufnahme in die stationäre Versorgung führen (Wingenfeld 2020). Der Mangel an weiterführenden ambulanten Versorgungsangeboten, z. B. durch die Unterversorgung durch sogenannte Übergangspflegeplätze sowie der Mangel an Kurzzeit- und Tagespflegeplätzen, führt darüber hinaus zu Problemen in der weiteren Versorgung (Wingenfeld 2020; Broge et al. 2019; Schang et al. 2020). Vor diesem Hintergrund setzt sich dieses Buch aus den komplementären Perspektiven Studienbeschaffenheit/Strukturprozesse, systemhistorische Gewordenheiten sowie neue, sozialraumorientierte Konzepte zusammen und versucht sich an einem gleichermaßen lösungs- wie praxisorientierten Diskussionsbeitrag: einer systemtheoretischen Analyse der organisationalen Binnenlogiken des Krankenhauses, einer praxeologischen Perspektive auf die konkrete Ausgestaltung interprofessioneller Zusammenarbeit und von Versorgungsprozessen sowie einer sozialräumlich erweiterten Betrachtung, die das Entlassmanagement konsequent in die Strukturen der nachstationären Versorgung und Lebenswelten einbettet. In ihrer Verschränkung machen diese Perspektiven deutlich, dass die Herausforderungen des Entlassmanagements weder allein aus Organisationsdefiziten noch aus fehlenden Ressourcen ableitbar sind, sondern in der strukturellen Differenz und unzureichenden Kopplung zwischen Systemlogiken, professionellen Rationalitäten und lebensweltlichen Kontexten begründet liegen. Eine rein defizitorientierte Betrachtung greift daher zu kurz. Vielmehr wird Entlassmanagement im Spannungsfeld zwischen Innen und Außen in diesem Buch als ein bislang unzureichend ausgeschöpfter Ansatzpunkt verstanden, an dem sich die Möglichkeit eröffnet, Übergänge nicht nur zu organisieren, sondern als Ausgangspunkt für eine integrierte, sektorenverbindende und lebensweltlich anschlussfähige Versorgungslogik zu gestalten. Entsprechend zielen die Ausführungen darauf, Entlassmanagement nicht nur analytisch zu durchdringen, sondern konzeptionell weiterzudenken – hin zu einer integrierten Sorgearchitektur, in der es als verbindendes Element zwischen medizinischer Versorgung, pflegerischer und sozialarbeiterischer Infrastruktur und sozialräumlichen Ressourcen wirkt. Mit der Skizze von Sozialraumagenturen als intermediären Steuerungsinstanzen wird hierzu ein konkreter Vorschlag entwickelt, wie diese Verbindung strukturell verankert und praktisch umgesetzt werden kann.

2 Grundsätzliche Zielsetzungen des Entlassmanagements

Das Entlassungsmanagement hat das Ziel, eine lückenlose Überleitung in der Versorgung von Patient*innen im Übergang aus dem akutstationären Sektor in die patient*innen-eigene Häuslichkeit sicherzustellen. Diese Zielsetzung des Entlassmanagements beinhaltet vielfältige Aspekte, die es zu berücksichtigen gilt:

- *Kontinuität der Versorgung:* Das Hauptziel des Entlassmanagements besteht darin, sicherzustellen, dass die medizinische Versorgung der Patient*innen auch nach ihrer Entlassung aus akutstationärer Krankenbehandlung gewährleistet ist. Dies beinhaltet neben der Koordination aller Akteure und Gesundheitsdienstleister*innen, die an der Weiterversorgung der Patient*innen beteiligt sind, auch die Übermittlung von relevanten Informationen und der Sicherstellung der Kommunikationswege unter den Beteiligten.
- *Vermeidung von Wiederaufnahmen:* Durch eine effektive Planung und Betreuung nach der Entlassung soll das Entlassmanagement dazu beitragen, Wiederaufnahmen ins Krankenhaus zu vermeiden. Dies kann durch die Bereitstellung angemessener Unterstützung und Ressourcen für die Patient*innen erreicht werden.
- *Patient*innenbeteiligung:* Ein weiteres Ziel ist es, die Patient*innen aktiv in den Entlassungsprozess einzubeziehen. Dies umfasst die Bereitstellung von Schulungen, Informationen und Ressourcen, damit die Patient*innen ihre Gesundheit besser managen können, sobald sie zu Hause sind.
- *Effizienz und Ressourcennutzung:* Das Entlassmanagement strebt auch danach, Ressourcen im Gesundheitswesen effizient zu nutzen. Dies beinhaltet die Koordination von Pflegeleistungen, die rechtzeitige Verfügbarkeit von Medikamenten und die Vermeidung von unnötigen Kosten durch Wiederaufnahmen.

K. Heckes et al., *Im Spannungsfeld zwischen Standort im Krankenhaus und Wirkung ins Außen*, https://doi.org/10.1007/978-3-658-50656-8_2

- *Berücksichtigung psychosozialer Aspekte:* Neben den rein medizinischen Aspekten berücksichtigt das Entlassmanagement auch psychosoziale Faktoren. Dazu gehört die Identifizierung von sozialen Unterstützungssystemen und die Berücksichtigung der psychischen Gesundheit der Patient*innen.

Insgesamt soll das Entlassmanagement dazu beitragen, die Qualität der Patient*innenversorgung zu verbessern, die Patient*innenzufriedenheit zu erhöhen und die Effizienz im Gesundheitswesen zu steigern, indem es sicherstellt, dass die Übergänge zwischen Krankenhaus und häuslicher Umgebung nahtlos und gut koordiniert verlaufen (DKG, KVB, GKV-SV 2023; BMG 2023a).

3 Problemstellung und Fragestellung

Darüber hinaus stellt sich die Frage, wie das Entlassmanagement systemintern im Krankenhaus als soziales System und zugleich als hochkomplexe Organisation der Krankenbehandlung unter Beteiligung unterschiedlicher Professionen, die ihrerseits eigene Partialrationalitäten in den Prozess des Entlassmanagements einbringen, realisiert werden kann. Zudem ist es zielführend, die Systemlogik im Krankenhaus nicht losgelöst von der Krankenhausfinanzierung zu betrachten.

Diese Fragestellung wurde im vorliegenden, argumentativ gehaltenen Text einer system-, erkenntnis- und machttheoretischen Analyse unterzogen. Auf eine Diskussion limitierender Faktoren in der Qualitätssicherung/-entwicklung sowie Wirkungserfassung im Entlassmanagement sowie der Darstellung der derzeitigen Refinanzierung der organisierten akutstationären Krankenbehandlung erfolgt eine funktionale Analyse sowie eine Ergebnisdiskussion über die Erfordernisse zur Optimierung von Prozessen interprofessioneller Zusammenarbeit im Entlassmanagement. Denn die komplizierte Alternative zum Entlassmanagement als organisationales Betriebsaccessoire bedeutet tatsächliche Steuerung (Gärtner 2007). Hierzu werden erste Ideen entfaltet, wie solch eine Steuerung im systemtheoretischen Sinne im Kontext Entlassmanagement aussehen kann, zumindest welche Kriterien berücksichtigt werden müssten, um die Gelingenswahrscheinlichkeit für das Entlassmanagement zu erhöhen. Dabei entfaltet sich die Betrachtungsperspektive über die Binnenansicht des Standortes Krankenhaus hinaus in das Außen und es erfolgt eine konzeptionelle Skizzierung des Entlassmanagements in der sozialen Infrastruktur anhand eines sektorenübergreifenden Governance- und Netzwerkbildungsmodells. Systemisch werden dabei die aktuellen sozialpolitischen Diskurse und die daraus generierten Naht- und Schnittstellen zur Weiterentwicklung des Entlassmanagements als Baustein einer regionalisierten und zugleich personzentrierten

K. Heckes et al., *Im Spannungsfeld zwischen Standort im Krankenhaus und Wirkung ins Außen*, https://doi.org/10.1007/978-3-658-50656-8_3

Versorgung beleuchtet. Im Fazit wird ein Ausblick für die Praxis sowie für die Forschung in Bezug auf die Versorgung von Patient*innen, ihren Angehörigen und der interprofessionellen Zusammenarbeit über die Sektorengrenzen des Krankenhauses hinaus bemüht.

Somit entspannt sich im Folgenden ein Erzählbogen: Ausgehend von (1) einer Vergewisserung über Zielsetzungen und Funktionen des Entlassmanagements im Krankenhaus folgen (2) kritisch-systemtheoretische sowie erkenntnis- und machttheoretische Analysen, die sich (a) einerseits auf epistemische Differenzen zwischen dem Krankenhaus-Inneren und -Äußeren richten, welche zu Reduktionismen und Limitationen in der wirkungsorientierten Forschung wie auch in der konzeptionellen Qualitätsentwicklung im Bereich des Entlassmanagements führen, (b) andererseits auf ökonomische Rahmenbedingungen sowie auf Defizite in der Intersektoralität und Interdisziplinarität der klinischen Entlasspraxis. Darauf aufbauend wird (3) ein konzeptioneller Vorschlag entwickelt, der die Logik des Krankenhauses und dessen Entlassstrukturen mit den Ressourcen und Potenzialen des – vom Krankenhaus aus betrachtet – *umliegenden* Sozialraums verbindet. Ein Ansatz, der an aktuelle gesundheitspolitische Tendenzen anschlussfähig erscheint. Ziel dieses verdichteten Aufschlags ist es somit, Analyse und Kritik einer grundlegenden Problematik im Krankenhausentlassmanagement mit einer konkreten, konstruktiv-praktischen Konzeptidee zu verknüpfen. Es handelt sich bei diesem Text im engeren Sinne um ein Essay, das eine spezifische Position argumentativ auslotet – nämlich, dass das Entlassmanagement nur dann in „runder" Weise erzählt werden kann, wenn es vom Krankenhaus konsequent bis hinein „ins Außen" gedacht wird.

Was Wirkungsforschung wie auch Qualitätsentwicklung am Entlassmanagement nur schwer zu fassen kriegen: Diskussion von Limitationen in der Studienlage sowie in der Qualitätsentwicklung

4

Inhaltsverzeichnis

4.1 Systemimmanent bedingte Limitationen

Das Entlassmanagement im bzw. ausgehend vom Krankenhaus stellt mit dessen strenger organisationaler Einbindung in die Krankenhausstrukturen bei gleichzeitig dezentraler Wirkungsweise in der intersektoralen Vernetzung ein komplexes, genuin „polykontextuelles" (Günther 1976) Netzwerkphänomen dar. Systemisch betrachtet sind Netzwerkphänomene eigentümlich schwer ab- und eingrenzbar sowie – vor allem in ihren Wirkungsflüssen – zu lokalisieren (Grund 2025; Richard 2017, 2011; Klawe 2006; Holzer & Fuhse 2010). Das Entlassmanagement erweist sich in einerseits empirischer und andererseits qualitätssichernder Hinsicht als schwer fassbares

K. Heckes et al., *Im Spannungsfeld zwischen Standort im Krankenhaus und Wirkung ins Außen*, https://doi.org/10.1007/978-3-658-50656-8_4

Format, weil es organisatorisch ebenso wie evaluativ stark durch sektorisierte Systemlogiken geprägt ist (sprich, das Entlassmanagement wird im Krankenhaus organisiert und dokumentiert/ausgewertet), während seine eigentlichen Potenziale praktisch aber gerade dort entstehen (sollen), wo Variabilitäten und Diversitäten in den Alltagsvollzügen und -strukturen berücksichtigt sowie sich an ausdifferenzierten Patient*innengruppen orientiert wird (Wingenfeld 2020, 2005).

Was wissen wir eigentlich darüber, auf welche Weise, d. h. entlang welcher konkreten Prozesse und Zusammenhänge, das Entlassmanagement ausgehend vom Krankenhaus seine spezifischen Wirkungen entfaltet? Die Studienlage[1] erweckt den Eindruck, dass die mit dem Engagement im Entlassmanagement verbundenen Wirkungsprozesse sowohl von der praktischen Qualitätsentwicklung als auch von wirkungsorientierten Forschungsinitiativen bislang kaum umfassend erfasst werden. Das Format des Entlassmanagements ist deshalb schwer „scharf zu stellen" und seine originären Wirkungsweisen nicht leicht zu bestimmen, da es sich an der ausdifferenzierten Praxislandschaft sowie den individuellen Lebenswelten und Biografien der Menschen „draußen" orientieren muss – dies führt immanent zu einer Bandbreite an Ausprägungen und Variabilitäten in der Ausgestaltung und Wirkung des Entlassmanagements. Köster-Steinebach betont: „Die Gegenüberstellung der Regelungen des Entlassmanagements mit dem Bedarf der Patient*innen offenbart eine erhebliche Diskrepanz" (2018, S. 19).

Studien zeichnen diese Diskrepanz zwischen der „eigentlichen" Natur des Entlassmanagements und dessen Repräsentation in Wirkungsabfragungen schon lange nach, verstärkt in den letzten zwanzig Jahren: Hesselink et al. betonen bereits 2012, „[the] mechanisms underlying these interventions […] [are] still unknown" (S. 426). Auch Hansen et al. wiesen 2011 darauf hin, dass die Wirksamkeit vor allem in spezifischen Interventions*konstellationen* und *-bündeln* liegt (S. 526 f.), die dann jedoch eine entsprechend differenzierte Auswertung erforderten: „It may be the case that isolated interventions have small effects. Bundled interventions may realize an additive effect or additional value through change in cultural or organizational factors" (ebd., S. 527).

Eine ältere, grundlegende Studie von Wingenfeld (2005) charakterisiert Entlasstransitionen *eben nicht* als „lineare Abfolge" (S. 180), sondern verdeutlicht,

[1] Wir ziehen hier in exemplarischer Weise Studienpublikationen aus einem vergleichsweise weit zurückreichenden Zeitraum bis hin zu neueren Arbeiten heran, um „aus der Vogelperspektive" zu skizzieren, wie der Diskurs um die Erforschung von Wirkungen und der Entwicklung von Qualität im Entlassmanagement bereits entlang eines entsprechend langen Zeitraums – bis heute – zwar immer wieder auf Hinweise darauf stößt, wo im Entlassmanagement die neuralgischen Wirkungsknoten sitzen (nämlich *zwischen* den Systemen und an Systemgrenzen), diesen aber größtenteils dann doch wieder nicht folgt.

dass diese von Interdependenzen, Variabilitäten, Wendepunkten und Richtungswechseln geprägt sind (S. 180 f.). Die bestehende Studienlage, bereits seinerzeit, beziehe die Problem- und Bedarfsrealität von Patient*innen zu wenig ein (S. 25–32). Wingenfeld beschreibt die Krankenhaussozialdienste sowohl hinsichtlich ihres Kompetenzprofils als auch ihrer personellen Ressourcen als unzureichend ausgestattet, um konkrete, individuelle patient*innenbezogene Prozesse wie die eigene Krankheitsbewältigung und die Anpassung an neue Lebensumstände adäquat zu begleiten (S. 232 f.).

Das Entlassmanagement ist zunächst ein Prozess des Krankenhauses und somit auch durch die Funktionslogik des Krankenhauses strukturiert. Das Institut aQua betonte nicht zuletzt 2015, dass das „Entlassungsmanagement […] nicht nur ein krankenhaus*interner* Prozess [ist], sondern auch ein Prozess, der wesentliche Auswirkungen auf die […] weiterversorgenden Leistungserbringer" habe (S. 9; Kursivsetzung d. Autoren). aQua schlägt im selben Bericht vor, die pflegerisch geprägte Studienlage zum Entlassmanagement durch Einbeziehung weiterer Professionen zu ergänzen (S. 113). Das Spannungsfeld zwischen disziplinärer Provenienz und Intersektoralität könnte demnach den Transfer und damit das interdisziplinäre sowie intersektorale Potenzial von Entlassmanagementstandards hemmen. (Es existieren zwar durchaus auch wissenschaftliche Arbeiten, die bewusst quer zu den Sektorisierungen zwischen Klinikinstitution, ambulanter Landschaft und lebensweltlicher bzw. familialer Realität etc. verortet sind, wie z. B. Gröning et al. 2016a + b, aber diese stehen einer Vielzahl an Studien unter erkennbar systemimmanenter Strukturierung durch die Institution Krankenhaus gegenüber).

Forschungen, die grundlagenbildend für die praktische Qualitätsentwicklung sind, scheinen die charakteristische Wirkungsentfaltung des Entlassmanagements im intersektoralen Netzwerk sowie die heterogene Biographizität in den Patient*innen-Verläufen bereits seit langem zu scheuen. Der Anerkennung der charakteristischen „Natur" des Entlassmanagements als eines Systems, das seine Wirkung aus dem Krankenhaus heraus gerade „nach außen" und im Stricken intersektoraler Netzwerke entfaltet, stehen also oft die jeweiligen systemimmanenten Funktionslogiken entgegen: Die der Organisation Krankenhaus, die sich womöglich stärker z. B. an ihrer manageriellen Steuerung oder an institutionellen Rechenschaftskritierien orientiert als an der Gestaltung von Aktivitäten in die Organisationsökologie hinein; und die Funktionslogik von Forschung, die – zumal oft auch unter Beteiligung von (Universitäts-)Kliniken – aus (wissenschaftlich zunächst nachvollziehbaren) Gründen der Kontrollierbarkeit der Erhebungsbedingungen vorzugsweise auf die Auswertung implementierter klinischer Pfade setzt als die differenzierten Wege des Entlassmanagements und seiner Patient*innen in offenerer Weise explorativ zu rekonstruieren.

Gleichwohl zeigen sich in neueren Untersuchungen einige Hinweise auf individuelle Wirkungseffekte durch eine verstärkte Vernetzung und Zusammenarbeit mit den Systemen „im Außen“: Griffiths et al. (2021) betonen die Bedeutung vertrauensvoller Beziehungen zu Hausärzt*innen („I have something like a 25-year history with him“, S. 4), diese spielen eine zentrale Rolle bei der interdisziplinären Koordination („My family doctor […] makes sure everybody gets the report of everything“, S. 5), zudem ermöglicht ein partizipativer Entscheidungsprozess zwischen Patient*innen, Angehörigen und Hausärzt*innen, rechtzeitig den Bedarf für stationäre Versorgung zu erkennen („I would know the difference […] between this is a doctor thing or an emergency thing by […] talking to her“, S. 6). Eine stärkere Ausrichtung an der ambulanten Akteurslandschaft empfehlen neben Griffiths et al. (2021) ebenso Aßfalg et al. (2022, S. 355) in ihrer konkreten Analyse des Entlassmanagements am Universitätsklinikum rechts der Isar. Schang et al. (2020) monieren, dass mangels stärker systematischer Auswertungen Lerneffekte für andere Regionen hinsichtlich einer gelingenden Transition „Krankenhaus ↔ Häuslichkeit“ ungenutzt blieben (S. 517 f.). Es wird folglich empfohlen, Evaluationsmaßnahmen stärker „netzwerkübergreifend entlang von generischen Qualitätsindikatoren als auch entlang [von] netzwerkspezifischen Zielen“ (ebd., S. 518) auszurichten.

Die sektorisierten Strukturen und institutionellen Verortungen des Entlassmanagements sind die eine Seite (Aufbaustrukturen), die andere Seite sind die Professionellen aus Pflege und Sozialer Arbeit, die diese Prozesse moderieren und dabei oft auch flexibel „händisch“ Sektorengrenzen überwinden (Ablaufprozesse). Während die formale Verortung des Entlassmanagements im Krankenhaus liegt (und damit strukturimmanent eine sektorisierte Kluft nach außen hin zur ambulanten Landschaft besteht), sind es die konkreten Professionellen aus Sozialarbeit und Pflegeprofession, die die Entlassprozesse grenzüberbrückend und vernetzt managen und dabei auch Fragmentierungen praktisch ausgleichen und sich auf Unterschiede und Variabilitäten einstellen müssen (Brandberg et al. 2021; Egen et al. 2022; Provencher et al. 2020; Browne et al. 2015). Dieser Anforderung tragen Qualitäts-, Struktur- und Professionalisierungsentwicklungen weiterhin zu wenig Rechnung, wie obengenannt bereits zwanzig Jahre zuvor Wingenfeld kritisierte (a. a. O.). Gerade die Soziale Arbeit orientiert sich doch an einem „umfassenden Person-in-Environment-Verständnis von Gesundheit“ (DVSG 2022, S. 9). Aus dieser Perspektive ist die Profession mit ihren entsprechenden Zugängen und Methoden, Wingenfelds Diagnose einmal gegenübergestellt, im Prinzip durchaus prädestiniert und „qualifiziert, um fallbezogen die Gesamtsteuerung des Entlassmanagements zu verantworten“ (ebd., S. 16) – und zwar ausdrücklich auch „ins Außen“/ins „Environment“ hinein. Zur Professionalität Sozialer Arbeit gehört dabei auch die Evaluation der eigenen Praxis, hierbei handelt es sich jedoch in der

Regel um Selbst- und Fallevaluationen aus der Sozialen Arbeit heraus – umfassende, gar rekonstruktive Wirkungserfassungen unter Berücksichtigung Sozialer Arbeit sind hingegen nicht vorgesehen (ebd., S. 21). Knoop et al. (2025, S. 22) weisen im Kontext medizinischer Rehabilitation darauf hin, dass bei der Beteiligung Sozialer Arbeit bzw. von Sozialdiensten – obwohl regelmäßig und anerkannt involviert – die Wirkungsfrage sowie Praxisvariationen bislang ungeklärt bleiben.

Das Entlassmanagement unter der Regie von pflegerischen und sozialarbeiterischen Profis könnte, eine ausreichende Ausstattung und strukturierte Qualitätsentwicklung vorausgesetzt, gezielt auf die Eigenlogiken und Bedarfe der externen Systeme und Lebenswelten eingehen – insbesondere auf familiale Angehörigensysteme oder die Patient*innen-Angehörigen-Hausärzt*innen-Beziehung. Weiler et al. (2019) kommen wenig überraschend zum Ergebnis, dass „Angehörige, die sich als besser informiert zeigten, [...] sich auch eher in der Lage [fühlten], Pflege zu übernehmen" (S. 75) (ferner anschlussfähig: Faessler & Kofler, 2023, zur Korrelation mit einer Verringerung klinischer Wiederaufnahmeraten - hierzu mehr im Kap. 6.3). Die besonderen Potenziale des Formats Entlassmanagement liegen in der Intersektoralität, diese müssen jedoch durch systematische Rekonstruktionen und Evaluationen erst erschlossen werden, um Lern- und Transfereffekte zu sichern. Professionelle der Sozialen Arbeit und der Pflege können dabei Wirkungen initiieren und Versorgungslücken kompensieren, benötigen dafür allerdings entsprechende Professionalisierung und Kapazitäten. Zudem erweist sich entsprechend eine nach spezifischen Patient*innengruppen differenzierte Betrachtung des Entlassmanagements als elementar (Bryant-Lukosius et al. 2015; Donald et al. 2015; Allen et al. 2014).

Der Blick auf die Studienlage vermittelt somit den Eindruck charakteristischer Limitationen, die mit der – es ließe sich sagen, ein Stück weit *paradoxen* – Strukturiertheit des Entlassmanagements selbst zusammenhängen, und zwar, dass sich das Format des Entlassmanagements, gerade im Kontext des Krankenhauswesens mit dessen ausdifferenzierten Systemlogiken, einer präzisen Wirkungserfassung und -steuerung entzieht. Das hängt damit zusammen, dass das Entlassmanagement dort seine Wirkung entfaltet, wo es mit den Systemen „im Außen" in Verbindung und Vernetzung tritt, also in den individuellen Lebenswelten und der vielfältigen Praxislandschaft.

Dies verlangt dem Entlassmanagement eine Transformativität und besondere Flexibilität ab – eine Anpassungsfähigkeit gegenüber variablen, idiosynkratischen Verläufen, Logiken, Nicht-Linearitäten, Interdependenzen, Wendepunkten und Richtungswechseln (Wingenfeld a. a. O.). Die notwendige Anpassungsfähigkeit des Krankenhaus-Entlassmanagements im professionellen Vollzug in Verbindung mit der Tatsache, dass die organisatorische Verantwortung strukturell maximal eng an die Krankenhausorganisation angebunden ist, limitiert eine stärker generalisierbare Erfassung und intersektorale Steuerbarkeit des Entlassmanagements.

4.2 Limitationen bei Wirkungsforschung und Qualitätsentwicklungen infolge ‚epistemischer Machtverhältnisse'

Die Formulierung von Standards, die Entwicklung und Steuerung des Entlassmanagements sowie dessen Wirkungserfassung müssen durch die strategischen Kernakteure des Krankenhauses – Finanzierung und Verwaltung, Medizin und Pflegeleitung – initiiert werden bzw. die Funktionslogiken und Epistemiken ebendieser Akteure berücksichtigen. Natürlich geht es hier im Idealfall ebenso um die Einbeziehung des Praxiswissens der Entlassmanager*innen selbst; im Kontext des Krankenhauses als einer Hochleistungsorganisation, die entsprechend geschlossene Systemlogiken bildet, verfügen die Entlassmanager*innen über eine besondere Epistemik: einen im Vergleich zur Krankenhauslogik dezidiert am Klinik-/Organisationsaußen orientierten Blick. Das Entlassmanagement wird sich jedoch nicht selbst standardisieren, entwickeln und steuern sowie nach Wirkungen befragen können, denn dafür ist es von zu zentraler Bedeutung für die o. g. strategisch zentralen Akteure innerhalb der Krankenhausorganisation.

Die sich zeigenden Limitationen hinsichtlich einer denkbaren stärker intersektoral generalisierbaren oder aber individueller typologisierten Rekonstruktion der konkreten Wirkungsmechanismen des Entlassmanagements sind demnach nicht nur oberflächlich-pragmatischer Natur, etwa in dem Sinne, dass Prozesspfade innerhalb der Begrenzungen des Krankenhauses plausiblerweise kontrollierbarer zu erheben und zu standardisieren sind als die ‚polykontextuellen' Vernetzungen und Heterogenitäten in der ambulanten und lebensweltlichen Landschaft außerhalb des Krankenhauses.

Die Gründe hierfür liegen zusätzlich tiefer: Sie hängen mit einem Kräfteverhältnis zwischen dem System Krankenhaus, inklusive dessen Epistemiken, und der externen Umgebung, mit den sich dort abbildenden Epistemiken, zusammen. Das Entlassmanagement befindet sich an der Schnittstelle dieser Systeme/Epistemiken und damit mitten im Spannungsfeld. Die verantwortlichen Kernakteure des Krankenhauses wirken auf das Entlassmanagement standardisierend, entwickelnd und steuernd sowie wirkungserfassend ein; das Entlassmanagement muss jedoch maßgeblich an den ambulanten Settings und alltäglichen Lebenswelten orientiert sein, um dort – (poly-)kontextuell – seine originären Wirkungen zu entfalten.

Ebendieses Spannungsfeld der Blickweisen im Sinne von Epistemiken lässt sich mithilfe einer Betrachtung nach *Michel Foucault* näher einordnen, wie sie wiederum anschlussfähig an systemtheoretische Einordnungen ebendieser Differenzierung erscheint (Luhmann 2000, S. 141): Foucaults Perspektive verdeutlicht, dass der „ärztliche Blick" – der maßgeblich mitverantwortlich für eine bestimmte Flankierung und

Strukturierung der Studienlage wie auch des Stands der Qualitätsentwicklung ist – nicht nur beobachtend und damit *in offener Weise* erkenntnisgewinnend ist, sondern vielmehr produktiv und damit, Foucault folgend, genuin *machtvoll:*

Foucault unterscheidet zwischen „Beobachtung" und „Experiment": „Der Beobachter liest die Natur ... der Experimentator befragt sie" (Roucher-Deratte zit. n. Foucault 1988, S. 122; Auslassung i. O.). Das heißt: Die Medizin als klinische Schlüsselakteurin beobachtet demnach die Krankenhausökologie, d. h. die ambulanten Settings und Lebenswelten, nicht in aller Offenheit, vielmehr zeigt sich darin, wie sich das medizinisch geprägte Krankenhaussystem selbst beobachtet, ein epistemisch *produktiver* Prozess, der stattdessen dem ‚Experimentieren' gleichkommt: „Der Blick muss als Wahrheit wiederherstellen, was in seiner Genese produziert worden ist" (Foucault 1988, S. 122). Was der ärztliche Blick selektiv in sein Sichtfeld lässt – und in dem Moment wird die reine Beobachtung zum produktiven Experiment, da sie das Beobachtbare nicht nur erfasst, sondern gleichsam mitkonstituiert –, ist eine rein *ärztlich flankierte* „Wahrheit". Nicht die zu beobachtenden Objekte sind a priori ärztlich, erst die Genese des Blicks sorgt dafür, dass alles im Verlauf zu Beobachtende als ärztliche Wahrheit aktiv erkannt und aufbereitet wird.

Dies gleicht der systemtheoretischen Verortung „des Medizinischen": Luhmann (1990, S. 183–185) zufolge liegt die Schwachstelle der Medizin darin, dass sie sich so sehr „an der negativen Seite ihres Codes" (Vogd 2005, S. 236), nämlich der Krankheit, orientiere, dass sie außerstande sei, „sich das gesamte Verhalten als kontingent vorzustellen" (Luhmann 1990, S. 185). Foucault liefert sinngemäß eine Erklärung für diese Schwachstelle/Limitation: Die Medizin betrachtet diesen genannten Vorgang, durch den sie das Beobachtete als das von ihr Beobachtete erst hervorbringt, nicht „als ein Außen" (Schütt 2017, S. 268; anschließend an Deleuze), wodurch sodann für sie eben auch nicht erkennbar und reflektierbar wird, dass die eigene „Wahrheit" doch eigentlich *kontingent* ist. Innerlogisch macht die Medizin somit aus allem Beobachtbaren (eindeutige, nicht-mehr-länger-‚kontingente') »ärztliche Wahrheiten«.

Gemeinhin ist zu sagen, Aufgabe von Wissenschaften und damit auch von wissenschaftsbasierten Disziplinen sei es, *offen* nach Wissen und Wahrheiten zu suchen bzw. ihr Handeln auf einer nicht-reduktionistischen Wissenschaft zu basieren. Dies könnte man auch für die Erforschung von Wirkungszusammenhängen und für die weitere Qualitätsentwicklung und -standardisierung im Entlassmanagement annehmen: dass es hier darum ginge, unvoreingenommen, objektiv und „in aller Offenheit" zu beobachten, was da eigentlich wirkt (...im Bereich der Entlassmanagement*forschung*) bzw. in der konkreten Zusammenarbeit mit den

Adressat*innen flexibel und individuell zu eruieren, worum es eigentlich in diesem jeweilig spezifischen Fall geht (...im Bereich der Entlassmanagement*praxis*).

Doch genau diese Grundannahme bzgl. der Logik von Wissenschaften und wissenschaftsbasierenden Disziplinen lässt sich mit Foucault infragestellen: Dem Philosophen zufolge lässt sich anzweifeln, ob „Wissen" und „Wahrheit" wirklich entdeckt, sich also am zu entdeckenden Ungeklärten und Eigensinnigen orientiert wird – oder ob „Wissen" und „Wahrheit" nicht vielmehr entlang enger institutioneller Ablaufschemata *produziert* werden: Wenn Foucault (1988, S. 122) in zirkulärer Anordnung schreibt: „der Blick [muss] als Wahrheit wiederherstellen, was in seiner Genese produziert worden ist", dann drückt dies aus, dass der alltägliche Blick – ob nun der von Forschungs- oder von Praxisakteur*innen – bereits eng vorstrukturiert ist durch seine eigene institutionelle Genese.

Sprich, durch das kontinuierliche Durchlaufen von institutionellen Sozialisationsagenturen und routinisierten Kontexten, wie etwa durch ein Medizinstudium, wird ein bestimmtes Wissen und werden bestimmte Wahrheiten „in den Blick" hinein-internalisiert, die dann in der Praxis (oder Forschung) bestätigt und reproduziert werden. „Im Spital erscheint das pathologische Faktum [...] in einem *seriellen* Zusammenhang" (ebd., S. 123) – dies besagt, dass Wahrheits- und Wissenssuche weniger ein offener Erkenntnisprozess, ein Entdecken orientiert am Besonderen, sind, als vielmehr, dass Wissen und Wahrheit „hergestellt" werden durch eine kontinuierliche institutionell serielle Wiederholung. Und diese kontinuierliche Wiederholung gelingt dann mit umso größerer Stabilität bzw. mit weniger Energieverbrauch im Organisationssystem, je vergleichbarer, also je allgemeiner, die zu vergleichenden Fälle sind.

Unter dieser Voraussetzung sind „bereinigte" klinische Beobachtungskontexte – die durch den für die Selektion und Flankierung notwendigen Eingriff bereits keine reine Beobachtung mehr, sondern vielmehr ein Experiment darstellen – besonders „attraktiv", während (genuin stets eigensinnige) Lebenswelten hingegen einen institutionellen Störfaktor und eine Irritation für die organisationale Verarbeitung (im Sinne des Einspeisens in Wiederholungsprozesse) darstellen können. „Durch das endlose Spiel von [...] Wiederholungen [lässt] sich in der Klinik des Spitals das Äußerliche ausscheiden" (ebd., S. 124). Und dieses *Äußerliche,* das es dabei zugunsten einer Stabilisierung des Organisationssystems und seines „Blicks" *auszuscheiden* gilt, stellt genau die doch eigentlich so wichtigen, mithin ressourcenvoll eigensinnigen Lebenswelten dar, etwa im Rahmen häuslich-familiärer Pflegesituationen: „Die Familie, die noch vor kurzem als der natürliche Ort der Krankheit und ihrer Wahrheit galt, bewirkt, wie sich nun herausgestellt hat, eine [...] Täuschung" (ebd., S. 123) (...bzw., systemtheoretisch übersetzt, eine *Irritation,* die

Energieverbrauch im System zufolge hat und deshalb zunächst erst einmal „rausgeglättet“ werden muss).

Aufgrund dieser untrennbaren Kontinuität, dass der alltägliche Blick nicht sieht, was schlicht ist, sondern vor allem sieht, was ihm vorher zu sehen beigebracht bzw. einsozialisiert wurde, kommt Foucault zu dem Schluss, es gäbe „keinen wesentlichen Unterschied zwischen der Klinik als Wissenschaft und der Klinik als Ausbildung“ (ebd., S. 124). Das heißt, nach der medizinischen Wissenschaft, die demnach allerdings eine flankierte wie ihrerseits flankierende Wissenschaft ist, wird entsprechend auch deshalb ausgebildet, um einen Blick zu begründen, der sich selbst nicht als ‚kontingent‘ reflektiert (Luhmann 1990, S. 185), also nicht wahrnimmt, dass es, aus der Distanz zur eigenen Produktionslogik betrachtet, durchaus Alternativen zu diesem Blick gäbe (Muhle 2013, S. 70).

Gerade Krankheitsverläufe, die nach „außen“ entlassen werden und die sich in häuslichen Settings mit variablen Prozessen vollziehen (Wingenfeld 2005, S. 180 f.) und in individuellen Hausärzt*in-Patient*in-Angehörigen-Beziehungen aufgefangen werden (Griffiths et al. 2021), stellen für das Krankenhaus eine epistemische Herausforderung dar, den ärztlichen Blick hierauf linear anzuwenden bzw. darüber „herzustellen“:

> „Durch die häusliche Pflege [...] droht die Krankheit verschleiert [...] zu werden; und ihre physische Abgeschlossenheit macht es unmöglich, sie mit anderen Krankheitsfällen zu vergleichen. Sobald für die medizinische Erkenntnis Häufigkeitsverteilungen relevant werden, braucht man nicht mehr ein natürliches Milieu, sondern einen neutralen, in allen Teilen homogenen Bereich, der [...] den Vergleich ermöglicht“ (Foucault 1988, S. 123).

Die Heterogenität und Variabilität, die etwa im häuslich-familiären Umfeld oder in Profi-Adressat*innen-Arbeitsbündnissen bestehen, konterkarieren die Vergleichbarkeit der Fälle – was jedoch die Medizin innerhalb des Systems Krankenhaus zur Generierung ihres eigenen Blickes benötigte. Nur durch den Vergleich und die sich wiederholenden Muster verstärkt sich die Epistemik, d. h. der ärztliche Blick entwickelt Stabilität und Routine, ja Hegemonie.

Im Hinblick auf diese Prozedur, das Herstellen von Vergleichbarkeit und Mustern, kommt es zu einer Verschränkung zwischen Initiativen der praktischen Steuerung, der Qualitätssicherung und von (wirkungs-)forschenden Initiativen: „Die Aufdeckung der Wahrheit und die Erkenntnis der Wahrheit sind in ihrer Genese identisch. Daher gibt es keinen wesentlichen Unterschied zwischen der Klinik als Wissenschaft und der Klinik als Ausbildung“ (Foucault 1988, S. 124). Die medizinischen Krankenhausakteure blicken an der Grundstrukturierung ihrer „Wahrheit" nicht vorbei. Auf der Grundlage dieser flankierten medizinischen Wissenschaft rund um vergleichbare Fälle und sich wiederholende Muster standardisiert, entwickelt und steuert das System Krankenhaus, so forscht es und bildet es auf ebendieser Wissensgrundlage weiter aus, solche sich wiederholenden Muster sollen demnach die Wirkungen sein, die sodann zu erfassen sind und die die Basis bilden für die weitere Praxis. Oder andersherum formuliert: Praktische Wirkungen sind dann forscherisch relevant, wenn sie sich wiederholen und typologisieren lassen.

Aber dies entspricht dann eben nicht der eigentlichen, nicht-reduktionistischen Strukturierung in der Entlassmanagement-Praxis und dem, woran sich Entlassmanager*innen orientieren. Entlassmanagement ist nämlich vielmehr dann am wirkungsvollsten, wenn es anpassbar bleibt an die individuellen Einzelfälle und Variabilitäten in den Lebenswelten und Settings – mehr als den Vergleich und die Wiederholung zu produzieren, müssen die praktischen Entlassmanager*innen nämlich flexibel und anpassbar bleiben.

Foucault ordnet Wissens-Macht-Zusammenhänge stets *zirkulär* an (Sagebiel & Pankofer 2022, S. 103, 106). Die (Engführungen der) Epistemiken der Kernakteure im Krankenhaus motivieren die Studienkonfigurationen (mitsamt derer Limitationen und Foki). Gleichzeitig basieren aber auch weitere Ausbildungen auf diesem bestimmten Wissenschaftswissen, wodurch weitere Standardisierungen, Entwicklungen und Steuerungen sowie weitere Wirkungsdokumentationen perpetuiert werden, die sich ergo auf diese Epistemiken stützen. Folglich weisen die Limitationen nicht nur Desiderate in Wissenschaft und Forschung aus, sondern prägen vielmehr prospektiv spezifische Sicht- und Denkweisen im System Krankenhaus auch in praktischer Hinsicht, welche schließlich die Asymmetrie im Verhältnis zu den Lebenswelten und den ambulanten bzw. alltäglichen Kontexten im „Draußen" noch potenzieren.

Für die Entlassmanager*innen, die schließlich einerseits mit ihrer organisatorischen Anbindung und andererseits ihrer praktischen Orientierung beiden Systemen verpflichtet sind, erhöht dies entsprechend den Druck. Die dargestellten Limitationen sind damit nicht nur Ausweis von Reduktionen und Differenzen im Bereich der Forschung *über* Entlassmanagement, sondern ebenso produktiver Konstituent der Asymmetrie zwischen Krankenhauslogik und dazu differierenden Logiken außerhalb des Krankenhauses. Versuche, das Entlassmanagement auf Grundlage dieses Wissens gezielt weiterzuentwickeln, können dazu führen, dass Routinen der Krankenhauslogik auf die Schnittstelle „nach draußen" übertragen werden. Dort „draußen" herrschen jedoch heterogene und variable Verhältnisse und Logiken in Verbindung mit den dortigen natürlichen Lebenswelten und Settings.

„Die Fabrikation der Norm erzeugt einerseits Homogenität, Standardisierung und Konzepte des ‚Normalen‘ und der ‚Normalität‘, auf der anderen Seite wird durch die Vermessung der Abstände zur Norm und durch die Fixierung von Besonderheiten erst jene Individualität hergestellt, die auf der Basis des Kriteriums der ökonomischen Nützlichkeit Individuen nach ihren Fähigkeiten und Leistungen voneinander unterscheidet, bewertet und kategorisiert“ (Stehr 2007, S. 31; mit einer Rezeption Foucaults).

Die bisherige Wirkungsforschung als auch – auf dieser Grundlage – die praktische Qualitätsentwicklung im Entlassmanagement tendieren zu einer Homogenisierung und Gruppierung von Patient*innenpopulationen ohne die eigensinnigen Prozesse und Diversitäten holistisch zu berücksichtigen. Hierunter kann es zu einer Diskriminierung entlang der Markierung von Patient*innengruppen nach „nützlichen“ und „guten“ bzw., qua der Wiederholungslogik des Medizinischen, „normale“ Patient*innen kommen, während damit zugleich Eigensinnigkeiten und individuelle Ressourcen, die nicht ins wiederholbare Bild passen, als Abweichungen und Ausreißer klassifiziert und degradiert werden.

Individualisierung, im Anschluss an das Verständnis von Stehr (2007), meint entsprechend keine echte Repräsentation von wirklichen Diversitäten und ressourcenvollen Eigensinnigkeiten in den Lebenswelten der Patient*innen, sondern die Erwartung und Konstruktion *bestimmter* „Individualitäten“ nach dem Entwurf der Epistemiken des Krankenhaussystems. Die so gemäß der Krankenhausnorm und -logik formierten Individuen werden also markier- und klassifizierbar: „Mit den Techniken der Normierung und Normalisierung sind Voraussetzungen dafür geschaffen, das Individuum als einen ‚Fall‘ zu definieren, […] durch die Möglichkeit, es beschreiben, abschätzen, messen, mit anderen vergleichen zu können“ (ebd., S. 32). Der Mensch wird demnach nicht als „Körper-Mensch“ gefasst, also in seiner irreduzibel individuellen Körperlichkeit und Bewusstsein *(Individuum),* sondern als „Gattungs-Mensch“, als konstruierte Population, auf die sich biopolitische Macht richtet *(Masse)* (Lemke 2007, S. 52) – je wiederholter und eindeutiger diese (Patient*innen-)Population gefasst ist, desto mehr Steuerungs- und Kontrollpotenzial erwächst daraus für die ärztliche Institution (Beck-Gernsheim 2001, S. 24).

Dieses als *biopolitisch* zu bezeichnende Spannungsverhältnis besteht also darin, dass Menschen, hier als anerkennungsrelevante Patient*innen, mit ihrem Organismus und Bewusstsein existenziell-individuell in der Welt sind („Bio-“ = „Körpermenschen“; Lemke, a. a. O.), während sich zugleich Kontrollansprüche auf Populationen, hier Patient*innen-Gruppen, projizieren („-politik“ = „Gattungsmenschen“; ebd.), und dass eine Kontrollierbarkeit der Population nur vermittels der Leben der Individuen zustandekommt und gleichzeitig jede Konstruktion einer solchen Population wiederum Auswirkungen auf das individuelle Leben und die Gesundheit all derjenigen hat, die zu dieser Gruppe gehören bzw. zugeordnet werden.

Das Verstehen, wie Patient*innen als Individuen – und in Bezug auf ihr Körper- und Gesundheits- bzw. Krankheitserleben als „Körper-Menschen" – ihre (neue) Lebenssituation nach der Krankenhausentlassung und teils mit fortbestehender Erkrankung oder Beeinträchtigung verarbeiten und sich persönlich und sozial zurechtfinden, kann nur über ein sozialprofessionell kommunikatives Einlassen und einen flexibel-anpassungsfähigen, individualgerichteten Blick auf die Patient*innen gelingen; Wissen über Patient*innengruppen im Sinne von „Gattungs-Menschen" hingegen kommt über ein aggregiertes, eng konturiertes und damit konstruierendes »Wissen über...« zustande.

Studien zu Wirkungen des Entlassmanagements erfassen in diesem Zuge mit ihren üblichen Kennzahlen und Zuschnitten – etwa durch Routinedaten wie Wiederaufnahmeraten, durch standardisierte Versorgungspfade, Diagnosegruppen, Schnittstelleneffizienz etc. – das komplexe Übergangsgeschehen in einem zeitlich weitgefassteren Prozess oft nicht, geschweige denn die transitorischen, lebensweltlichen, sozialräumlichen und vernetzten Prozesse zwischen Klinikum und Außenwelt. Struktur- und Prozessentwicklungen der Krankenhäuser berücksichtigen zudem differenziertere Erkenntnisse – wo sie doch vorliegen – zu selten. Im Zentrum steht vielmehr das „Management" der Entlassung bzw. krankenhauslogistisch zu managende Zielgruppen bzw. Patient*innenpopulationen mit ihren entsprechend zugewiesenen Risikoprofilen, Verweildauern, Wiederaufnahmeraten, Versorgungspfaden etc. (als „Gattungs-Menschen"); dahinter treten Patient*innen als Individuen zurück, die mit von Unsicherheit geprägten biografischen Wendepunkten umgehen, sich nach der Entlassung neu in ihrer Lebenswelt einfinden, oft soziale bzw. familiäre Arrangements und Beziehungen neu konfigurieren bzw. neue Selbstverständnisse und Rollen entwickeln, mit Themen wie Unsicherheit, Scham und Autonomieverlust umgehen und teilweise auch neue Körper- und Gesundheitszustände integrieren müssen (als „Körper-Menschen"). Nach dem generalisierenden ‚Gattungs-Menschen'-Blick geht es zunächst um das Controlling von Patient*innentypen – unter dieser Rahmung haben ko-produktive Verständnisse in der Arbeit mit einzelnen Patient*innen, Adressat*innenorientierungen sowie flexibles situatives Handeln und Aushandlungsprozesse entsprechend kaum Entfaltungsspielraum.

Diese institutionelle Engführung unterstützt also Inter-, geschweige denn Transdisziplinarität nicht ausreichend, wie sie Entlassprozesse und -phänomene als Hybrid zwischen gesundheitlich-pflegerischen und sozialen Aspekten begreifen würde – stattdessen bilden biomedizinisch-pflegerische und logistisch-managerielle Rationalitäten die Orientierung, während hingegen soziale Aspekte bzw. Perspektiven der Sozialen Arbeit auf Lebensführung und -bewältigung hierunter ins Periphere verschoben werden. Bereits Wingenfeld (2005) markiert, dass nicht nur Prozessoptimierung, Gesundheitsökonomie und die Steuerung der einrichtungsübergreifenden Infrastruktur relevant seien, sondern doch insbesondere auch die zeitlich weiter ausgedehnten Verläufe und darin die mannigfaltigen Problemlösungen durch die Patient*innen im Nachgang der Krankenhausentlassung (S. 242).[2]

Von sozial(-arbeits-)wissenschaftlichem Interesse ist dabei: Auf welche persistent institutionalisierten, machtgeprägten epistemischen Ordnungen, die privilegieren/marginalisieren, was als messbar und messrelevant gilt und wie gemessen wird, rekurrieren diese praktisch identifizierbaren Desiderate/Defizite?[3] – Und wie ließe sich hingegen Wirkungsforschung tatsächlich intersektoral, relational und machtsensibel denken, als Methodologien, die sich gerade von dominierenden Wissensbahnen und isolierten Variablen emanzipieren und eigenständige Entlassforschung als unabhängige Suche nach Phänomenen und Zusammenhängen verstehen, wie sie sonst eben durchaus von institutionellen Wissensdomänen exkludiert werden? – Somit kann eine Studienbasis, die sich, wie seit Jahrzehnten immer wieder festgestellt wird, aufgrund institutioneller und disziplinärer Provenienzen weitenteils zu wenig system- und sektorenübergreifend darstellt, entweder als gegeben angenommen werden, um darauf sodann begrenzte Reformen innerhalb fortbestehender (Differenz-)Logiken abzustellen – oder diese Limitationen werden aus einer Metaperspektive einmal grundlegender als symptomatischer Erkenntnisquell dafür herangezogen, worauf der Blick entsprechend offenbar nicht

[2] Für den ‚Expertenstandard Entlassmanagement' etwa, der zwar u. a. von der DVSG dafür kritisiert wird, nicht interdisziplinär und berufsgruppenübergreifend ausgerichtet zu sein, der aber die Übergangsbewältigung nach dem Krankenhausaufenthalt im Kern ins Zentrum rückt und damit einen entscheidenden, wenngleich professionsspezifisch auf die Pflege beschränkten Schritt in Richtung systematischer Anerkennung des Entlassprozesses als komplexes und prozesshaftes, eigenständiges Phänomen zwischen Krankenhaus und Lebenswelt darstellt, kommt es im Rahmen der (Weiter-)Entwicklung des Standards in den dazu einberufenen Arbeitsgruppen zu „einem ganz bestimmten Muster und immer in Kooperation zwischen Wissenschaft und Praxis" (Wingenfeld 2020, S. 12), wobei hierzu jeweils aktuelle Studienergebnisse den aufzustellenden Leitlinien immanent zugrundegelegt werden. Darüber hinaus ist es außerdem nochmal eine andere Frage, inwieweit Krankenhäuser den Standard auch tatsächlich praktisch implementieren (ebd., S. 13).

[3] Dies ist etwa auch von Interesse für die Soziale Arbeit, die im Bereich des Krankenhausentlassmanagements in einem Feld agiert, das eben „keine Domäne der Sozialarbeit ist" (Wingenfeld 2005, S. 66; im Anschluss an Mehs) und sich neben den dominierenden ärztlich-pflegerischen sowie krankenhausökonomischen Paradigmen für die Soziale Arbeit durch einen hohen „Fremdheitscharakter" (ebd.; im Anschluss an Viefhues) auszeichnet; mit der Sozialen Arbeit kommt somit ein „Kontrastprogramm zu den herrschenden Denkmodellen der naturwissenschaftlichen Medizin in das Krankenhaus" (ebd.).

gerichtet ist. Dafür muss sich mit der tradierten Strukturiertheit der medizinwissenschaftlichen Institutionalisierung und Hegemonie zwischen Forschung und Praxis auseinandergesetzt werden.

Foucault (1988) beschreibt, dass aus der Wissenschaft (bzw. dem wissenschaftlich strukturierten, gleichsam praxisleitenden Blick) des Klinikums heraus „die totale Beschreibbarkeit […] ein ferner Horizont [bleibt]; sie ist eher der Traum eines Denkens als eine begriffliche Basis" (S. 130). Das heißt: Das medizinwissenschaftliche Denken kann in seiner organisationsgebundenen Strukturiertheit folglich gar nicht zu einer umfassenden Beschreibung der authentischen Patient*innenprozesse im Sinne einer nicht-reduktionistischen ‚begrifflichen Basis' gelangen – vielmehr referiert das, was dieses Denken bzw. Forschen zu beschreiben vermag, stets gleichsam auf den eigenen, somit vielmehr internen Diskurs. Foucault führt aus, dass einzelne Variablen, wie etwa Symptome oder diagnostische Merkmale, ihre Bedeutung erst dadurch erlangen, „wenn sie mit anderen Elementen Verbindung [eingehen]: ‚Die einzelnen, isolierten Beobachtungen sind für die Wissenschaft das, was die Buchstaben und Wörter für den Diskurs sind; dieser gründet sich ja nur auf das Zusammenkommen und die Vereinigung der Buchstaben und Wörter, deren Mechanismus und Bedeutung man zuerst gut studiert haben [muss], um sie richtig gebrauchen zu können. Dasselbe gilt für Beobachtungen' " (ebd., S. 132). Das Krankenhaus bzw. die innerinstitutionelle Entlassforschung greift in ihren empirischen Beobachtungen demnach auf einzelne Variablen zurück, die für sich genommen – wie einzelne Buchstaben – noch keine Bedeutung per se haben, und fügt sie in ordnungserzeugender und damit immer auch machtvoller Weise in einen Zusammenhang, so wie Wörter sich zu einem Diskurs verbinden. Wie diese Forschung diese (An-)Ordnung sodann vornimmt, erfolgt dabei konsequent innerhalb des Radius und des Tableaus ihres eigenen, eng normierten Diskurses, „den man zuerst gut studiert haben [muss]" (a.a.O.). Die gewonnenen wissenschaftlichen Befunde sind damit zwar anschlussfähig innerhalb der eigenen institutionellen Innerlogik – „[d]ie Ordnung, in der sie auftauchen, […] genügen zur Hervorbringung aller verschiedenen Arten von Krankheiten" (ebd., S. 132) –, nicht aber per se anschlussfähig in Richtung der lebensweltlichen und ambulanten „Außenrealitäten" und der dortigen dynamisch-variablen Eigenlogiken und Sinnstrukturen. (In dieser Differenzproduktion zwischen Innen- und Außengrenze zeigt sich die Anschlussfähigkeit des foucault'schen Denkens an systemtheoretische Perspektiven, die im weiteren Verlauf dieses Textes eingeführt werden). „Die gleichsam aus Buchstaben zusammengesetzten Krankheiten haben keine andere Realität als die Art ihrer Zusammensetzung" (S. 132f.). Der Blick des Krankenhauses »diszipliniert« mit dieser Architektur der Zusammensetzung dazu, kontrollierbare Informationen zu kondensieren und führt über die Kappung von sonstigen Relationen zur zurichtungsvollen Isolierung von Phänomenen: „Der klinische Blick ist ein Blick, der die Dinge bis auf ihre letzte Wahrheit ausbrennt“ (ebd., S. 134). Das heißt, Patient*innen werden in diesem Blick zu Träger*innen ihrer Krankheiten, Diagnosen bzw. administrierbarer Merkmale – hingegen Eigensinnigkeiten, Varianzen, Abweichungen und Subjektivitäten u. ä. störten diese Prozedur.

Für das Entlassmanagement als zunächst einmal Krankenhausprozess ist diese Konstellation – die Anschlussfähigkeit/Selbstoperationalität innerhalb des Klinikums bei hierzu gleichzeitiger Ausscheidung der Stränge ins nicht-klinische „Außen“ – aber ein konstitutionsbedingtes Problem, denn das Entlassmanagement ist ja eben gerade zwischen dem entlassenden Klinikum und der außengelegenen „natürlichen“ bzw. ambulanten Lebenssituation orientiert und darin derjenige Akteur, welcher genuin überbrückende Relationen und Netzwerke entwickeln und nutzen muss. Soll das Entlassmanagement also auf Basis empirischer Daten prozessstrukturiert, -standardisiert und -optimiert werden, kann dies nicht allein auf der Grundlage einseitig klinikorganisationaler Variablen und derer stets systemlogisch reduzierten „Kombinatorik der Wahrscheinlichkeiten“ (ebd., S. 131) erfolgen – die Aufgabe der Methodologie einer gegenstandsadäquaten Wissenschaft für das Entlassmanagement muss vielmehr darin bestehen, wieder entsprechend eines weiter geöffneten ‚Scopes‘ sowie machtsensibel bzw. -dekonstruktiv nach jenen Verbindungslinien und Kopplungen zwischen den praktisch-institutionell getrennten „Welten“ Krankenhaus und ‚Lebenssituation nach Entlassung‘ zu suchen, wie sie zuvor unter dem Primat der Krankenhausbehandlung zunächst ausgeblendet worden sind. Denn genau das, was der Fokussierung der Krankenhausbehandlung womöglich zunächst immanent ist – nämlich die Konzentration auf medizinische Kausalitäten und zentrifugal zusammengehaltene, somit handlungssicher zurichtbare Phänomene/Fälle –, wird im Moment der Entlassung zu einem strukturellen Problem: Das Entlassmanagement ist ein Prozess des Krankenhauses, doch ebendieses „Klinische“ an sich muss sich selbst entlang dieses Prozesses zurückziehen und sukzessive den Blick wieder freigeben auf außerklinische soziale und ambulante Faktoren, Netzwerke und Anschlüsse. Und im Rahmen dieses Perspektivwechsels muss die bisherige institutionelle Zentrifugalkraft – also die Sogwirkung hin zu einer stringent medizinischen Bestimmung – zugunsten der auf die äußere Landschaft gerichteten Wirkung des Entlassmanagements zurückgenommen werden. Das Krankenhaus projiziert in seiner Innerlogik aber naturgemäß die Disziplinierung hin zum Krankenhausblick stets auf seine ausführenden Prozesse und Agenten – ohne diese würde der „ärztliche Blick“ (Foucault 1988) nicht eingelöst werden, Macht stabilisiert sich über Praxis – und so eben auch im Entlassmanagement; „die [Gewissheiten] finden sich eher in den Empfindungen des Künstlers als in den Prinzipien der Kunst“ (ebd., S. 135). Die Disziplinierung des

Blickes muss sich hiernach aus der Kliniklogik heraus also im „freien“ Ermessen der Fachkräfte selbst reproduzieren.

Demgegenüber muss Wissenschaft und Forschung im Bereich des Entlassmanagements deshalb jedoch einen Kontrastpol bilden: Eigenständige, (selbst-)kritische Entlassforschung bedeutet dabei auch, nicht davon auszugehen, man stünde epistemisch am Seitenrand der Datenbasis und beeinflusse selbige und die darin hervortretenden Signifikanzen nicht – genau dies kann von einem Großteil der vorliegenden Entlassmanagementforschung eben nicht behauptet werden, wo Forschung nämlich sichtbar stark institutionell gerahmt stattfindet –, sondern dass Forschende sich selbst als im Forschungszusammenhang situiert reflektieren müssen. Und zwar in dem, was sie im Sinne einer Erkenntnisleistung als signifikant überhaupt wahrnehmen, und zwar nicht, weil dies einzig und notwendig signifikant wäre (aus dem Feld heraus), sondern weil Forschende es als bedeutsam erst konstruieren, nachdem ihnen entsprechend institutionell/wissenschafts- und berufssozialisatorisch beigebracht wurde, es als ‚signifikant‘ wahrzunehmen (Clarke 2012 passim).

Die Eigensinnigkeit und Individuation der Patient*innen in ihrem Prozess, Krankheit zu verarbeiten und lebensweltlich zu integrieren, steht also gerade auch durch die Situiertheit des Forscher*innenblicks in einem sensiblen Spannungsverhältnis zur Konstruktion von Patient*innen-Gruppen und standardisierten -verläufen. Zu strikte Manuale im Entlassmanagement sind gegenüber der stets ko-produktiven Zusammenarbeit mit den Adressat*innen in der Regel nicht passend. Lösungswege lassen sich selten linear aus einer Patient*innenpopulation oder geclusterten Patient*innengruppen ableiten und für künftige, vermeintlich „gleiche“ Fälle pauschal vorproduzieren. In der Sozialen Arbeit ist dies eine grundlegende Einsicht. Sinnvoll könnte es sein, nicht nur auf quantifizierbare Effektivität zu setzen und aus großen Populationen deduktiv „erfolgreiche“ Pfade für weitere konstruierte Fälle abzuleiten, sondern gleichsam qualitativ in die Tiefe zu gehen, um exploratives Erklärwissen über die zugrunde liegenden Zusammenhänge und detaillierteren Einzelwirkungen zu generieren. Das hieße dann, sich stärker für das Besondere, das Abweichende zu interessieren als auf das Allgemeine, Wiederholbare hin zu reduzieren.[4] Ein Ansatz, die zirkulär eingefasste Verallgemeinerungstendenz innerhalb von

[4] Denn obwohl viele der Zusammenhänge hinter erfolgreichen Interventionen noch immer nicht näher bekannt sind (bereits Hesselink et al. 2012), zeigen sich annäherungsweise bereits *kombinierte* Einzelmaßnahmen als erfolgversprechend in der Begleitung von Entlassprozessen (bereits Hansen et al. 2011), zudem bieten flexibel gestaltete Interventionskonstellationen bessere Anpassungsmöglichkeiten an die häuslichen Pflegearrangements und an die familiären Angehörigen (Weiler et al. 2019).

Funktionssystemen zu übersteigen und sich für spezifische Zusammenhänge und relationale Wirkungen zu interessieren, ist dabei die Netzwerk-Perspektive.

4.3 Entlassforschung als Netzwerkforschung

Netzwerkforschung wäre also ein Ansatz, Entlassforschung unter Sektorenkontinuität zu betreiben. Die Netzwerkforschung und -theorie betrachtet den Menschen aus dessen ‚inhärenter Relationalität' heraus (Fuhse 2023, S. 2; ferner Schönig & Löwenstein 2024). Entlassprozesse markieren demnach vor allem *soziale* Umbruchs- und Diskontinuierungssituationen: Die Entlassung aus dem Krankenhaus liegt oft am Übergang „von einem Leben ins Andere" – zurück ins heimische Umfeld unter ganz veränderter Situation oder gar in neue Versorgungsformen. Zudem beginnen der persönliche Umbruch und die Diskontinuität bzw. Transformation der gewohnten Lebensführung bereits mit dem Eintritt ins Krankenhaus, der zugleich den Startpunkt des Entlassprozesses kennzeichnet. Die transformative Bedeutung für soziale und familiäre Bindungen, für die biografische Kontinuität etc. ist enorm. Für die Netzwerkperspektive konstituiert sich der Mensch entlang dieser Relationen, sprich sozialen Einbindungen, und ihrer Brüche und Umbrüche. Auch für die Patient*innen selbst dürften die zentralen Fragen an Entlassmanager*innen nicht zuletzt ebendiese Dimension betreffen, im Sinne von: Was bedeutet all dies für mein künftiges Leben, meine Familie, meine sozialen Beziehungen?

Die zentrale Botschaft der Netzwerktheorie besteht somit entsprechend darin, dass sich Subjekte, hier die Patient*innen, erst entlang von Relationen konstituieren. Patient*innen nach statischer Gruppenzugehörigkeit zu identifizieren, wäre allzu kategorial gedacht und würde außer Acht lassen, dass sich das Subjekt erst in seinen relevanten Relationen formt. Entscheidend ist vielmehr, wer ist die*der Patient*in im Moment der Entlassung zurück in die Lebenswelt, wie geht diese Person mit der neuen Realität bzw. mit Krankheit um, wer ist mit-betroffen bzw. zuhause eine Stütze, welche Ressourcen sind aus diesen Zusammenhängen heraus aktivierbar usw.? – Dies lässt sich nicht durch eine bestimmte kategoriale Diagnose- oder Patient*innenpopulation definieren, sondern erklärt sich aus den dynamischen, individuellen lebensweltlichen Relationen zu An- und Zugehörigen, zu Nachbarschaften und Nah- bzw. Sozialräumen usw. – also entlang der Netzwerke, sowohl in ihren umliegenden sozialökologischen (direkten wie auch indirekten Kontaktnetzen) als auch in den inneren Relationen der Person (Welche Anteile/Rollen liegen in der Person, immanent zu den gelebten Relationen). Das essenzialistisch-kategoriale Denken institutionell-serieller Schemata steht somit im Widerspruch zur Idee der Netzwerktheorie, nach der die*der Patient*in das ist, was sie*er entlang der Relationen des Alltags in der gewohnten Lebenswelt ist. In der Beratungsarbeit von Krankenhaussozialdiensten im Entlassmanagement treten gerade diese Relationen – Verwandte, Partner*innen, soziale Einbindungen und Infrastrukturen – immer wieder als Ressourcen, aber auch als Belastungs- und Besorgniskontexte hervor. Die Arbeit der Sozialdienste orientiert sich idealerweise an dieser vollzughaften und beweglichen Realität, weniger an schematischen Kategorien oder vorproduzierten Pfaden. (zu den Kennzeichen der Netzwerktheorie und -forschung siehe: Schönig & Löwenstein 2024; Stegbauer 2024, S. 17 ff.).

Für das Krankenhausmanagement hingegen, das strukturierte Prozesse effektiviert und effizientisiert, können diese individuellen, ‚polykontextuellen' (a. a. O.) Dimensionen nicht im Einzelnen priorisiert werden. (Erworbene) Krankheit, Behinderungen, bis hin zu Sterben/Tod – so existenziell-ureigen wir dies gemeinhin assoziieren – sind genuin *relationale* Ereignisse im Leben, welches an sich nun mal *relational* strukturiert ist; Gesundheitskrisen sind zunächst einmal keine isolierbaren, quantifizierbaren und standardisierbaren Entitäten.

Die Netzwerkforschung stellt hierbei zunächst ein „Formalobjekt" dar (d. h. eine Art und Weise des – eben *relationalen* – Blicks), diese Blickweise steht quer zum „Materialobjekt" (d. h. dem konkreten Gegenstand, hier »Entlassprozesse«), denn das Materialobjekt wiederum ist durch die Realität in der Institution strukturiert, also hier von der Krankenhauslogik (= d. h. durch sektorisierende/partialisierende Zugkräfte).

Obwohl also dem Entlassmanagement die Übergangsstruktur und -notwendigkeit quasi phänomenimmanent eingeschrieben ist, spiegelt sich dies in der Wirkungsforschung und den (darauf nicht zuletzt aufbauenden) Standardisierungsbemühungen innerhalb der Institutionen allzu häufig nicht wider: Insgesamt „existieren in Deutschland bislang kaum netzwerkanalytische Studien, die die innere Dynamik und die Verbindungen zwischen den Welten der Betroffenen, der Professionellen und den ‚Normalen/Gesunden' für die ambulante Versorgung oder für stationäre Einrichtungen […] systematisch untersuchen" (Kardorff 2023, S. 11).

Diese Verbindung zwischen institutionellen Systemkontinuitäten bzw. -diskontinuitäten einerseits und lebensweltlichen Übergängen und Transformationen andererseits gelte es konsequent in den Blick zu nehmen – schließlich bestehen, wie Löwenstein erfasst, ja durchaus Interdependenzen zwischen „devianten Teilsystemen" auf Systemebene (also *institutionellen* Dysfunktionalitäten und Brüchen) und „devianten Teilidentitäten" auf Subjektebene (mit entsprechend *sozialen* Problemen) (Löwenstein, in: Konrad & Roeske 2022, ab 38:58 Min.), im Sinne der Fragen: Welche Relationen versuchen die Patient*innen im Zuge bzw. nach der Krankenhausentlassung zu stabilisieren? Und was wiederum ist mit Blick auf die

Systemebene eigentlich „gerade selbstreferentiell die Funktion, die versucht wird aufrechtzuerhalten?“ (Löwenstein, in: Konrad & Roeske 2022, ab Min. 51:18) – Und in welchem Verhältnis stehen diese beiden Fragen zueinander? Netzwerksensibilisierte Entlassforschung muss diesen Zusammenhang methodologisch zugrundelegen, um Entlassprozesse so weiterzuentwickeln, dass sie auf die Stärkung der Patient*innen gegenüber der Herausforderung abzielen, mit der veränderten Lebenssituation, d. h. mit veränderten Relationen umzugehen: „Die anfängliche Krisensituation ist […] ein neuralgischer Punkt, […] um Bildungs- und Kompetenzprozesse zur Bewältigung der Situation anzustoßen“ (Kamen 2016, S. 33). Aus der Logik des Krankenhauses heraus erscheint jedoch der lebensweltliche Ort der Krankheit – etwa die Familie – vielmehr als Quelle einer „Täuschung“ (a. a. O.); das Krankenhaus fürchtet diese „Täuschung“, es strebt seiner Funktionslogik nach vielmehr Vorhersehbarkeit und Steuerbarkeit an. Bezeichnend formulierte eine Interviewpartnerin aus dem Krankenhaussozialdienst in einem erhobenen Forschungsinterview[5]:

> *„‚[Der] persönliche Austausch, wo man sich gegenübersitzt und über den Patienten gemeinsam nachdenkt und die Wahrnehmung zusammenträgt, […] das [ist] auch eine Störung, weil da kommt jetzt wieder eine neue Logik ins System – nämlich die, ‚wir nehmen uns jetzt mal alle eine halbe Stunde Zeit und denken über den Patienten nach‘ (KSB1, Abs. 69–71)“* (Heckes 2022, S. 283 f.).

Aus Perspektive der Person erscheint das Krankenhaus zunächst als geschlossene Entität. Im Netzwerkerleben stellt es sich mit Eintritt in die Institution hingegen als Konglomerat scheinbar unvernetzter Subsysteme einzelner Fachabteilungen, Professionen und Personen heraus. In Bezug auf die kontinuierlichen und sich entwickelnden Relationalitäten setzt für Patient*innen – denn auch der Person-Begriff wird in der Regel mit Eintritt abgelegt – somit unmittelbar der transformative Zustand kontinuierlicher Netzwerk- und Beziehungsbildung ein: zu den Fachpersonen aus Medizin, Pflege, Therapie, Sozialer Arbeit, Hauswirtschaft, Seelsorge, Zimmernachbar*innen, Besucher*innen uvm. Diese Verbundenheit und Interdependenzen beeinflussen den Outcome des Entlassmanagements. Die Perspektive der Netzwerkforschung auf das Entlassmanagement erscheint daher wesentlich, um die Transformationsprozesse, Relationalitäten und Diskontinuitäten in ihrer vernetzten Wechselwirkung zwischen Person und Umwelt angemessen zu berücksichtigen.

[5] Erhoben im Rahmen einer Promotionsstudie zur Sozialen Arbeit im intersektoralen Palliative Care-Netzwerk (Heckes 2022).

Hierbei ist die Netzwerkorientierung der Sozialen Arbeit entsprechend im Prozess fortwährend immanent (Schönig & Motzke 2016). Die Subjektivation der Patient*innen entlang der Relationen vollzieht sich – oft eindrücklich, wie das Interviewzitat gezeigt hat – in der Institution Krankenhaus sehr rasch. Entlassung aus dieser Institution als Aufgabe der Sozialen Arbeit bedeutet demnach wiederum, wieder natürlichen bzw. zumindest ambulanten Relationen Raum zu geben, die die Subjektivation von der*dem Patient*in hin zur privaten Person rekonstituieren. Die Begleitung von Subjektivationsprozessen in der Sozialen Arbeit ist netzwerktheoretisch betrachtet im Entlassprozess die Begleitung der Transition von institutionellen hin zu lebensweltlichen Relationen. Eigenständige und machtsensible Forschung und Wissenschaftlichkeit der Sozialen Arbeit im Krankenhaus ist vor diesem Hintergrund so bedeutsam, weil es sich hierbei um kleinteilige und dynamische Zusammenhänge handelt, die – unter dem Schattenwurf der Dominanz organisationaler Ablaufstrukturen und Schemata (auch unter dem Bild „*des* Patienten") – in der Organisation Krankenhaus unsichtbar zu werden drohen (hierzu sogleich mehr im Folgekapitel Abschn. 4.4). Netzwerkrelationen wirken nicht nur aus der (positivistisch auffällig hervortretenden) Signifikanz und aus dem Zentrum heraus, sondern gerade auch aus der Peripherie und aus dem zunächst Unsichtbaren oder nicht Wahrnehmbaren (Stegbauer 2024, S. 41 ff.).

4.4 Das ‚Klinik-Außen': neuer sozialräumlicher Feldeintritt

Will die Forschung und praktische Weiterentwicklung des klinischen Entlassmanagements jene kleinteiligen und dynamischen Wirkungseffekte erschließen, die über das Krankenhaus hinausreichen und in die Alltagsstrukturen der Lebenswelten und Sozialräume ‚draußen' hineinwirken (ausführlich in Kapitel 7.1), so erfordert dies einen neu ausgerichteten Feldzugang. Und der Gang ins Feld hat immer auch mit *Macht* zu tun. „Das Feld" ist nämlich nichts Objektives, das neutral daliegt und von Forschenden lediglich betreten wird. Das Feld konstituiert sich durch subjektive und inter-subjektive Erzählungen. Im Moment des forschenden Zugangs kommt hierbei zudem die „Erzählung" der Forschenden hinzu, die in dem Sinne tatsächlich mehr „Experimentator*innen" als reine „Beobachter*innen" sind (Foucault, a. a. O.), als in ihren empirischen *Rekonstruktionen* immer auch das Wort *-konstruktion* steckt:

Nach dieser – konstruktivistischen – Einordnung gibt es keinen Zugang zu einer objektiven Realität. Zurückgegriffen wird auf die Antworten, die die Menschen im Feld selbst geben. Diese Antworten, ob sie nun in Interviews, durch (beobachtbares) Verhalten oder Einschätzungen im Rahmen von Fragebögen etc. getätigt werden, sind immer die ‚Konstruktionen' der Antwortenden. Menschen versuchen sich das Leben begreiflich zu machen – hierzu ordnen sie, bewusst oder unbewusst, Erlebtes in (vornehmlich vertraute) Zusammenhänge oder nach eigenen persönlichen oder institutionalisierten Sinn- und Prioritätsstrukturen ein; manches gerät ihnen dabei stärker ins Bewusstsein als anderes.

Nach Alfred Schütz (1971, posthum) stellt dies die „Konstruktion erster Ordnung" im Feld dar. Wenn daraufhin Forschende dieses Antwortverhalten zu entschlüsseln und zu deuten versuchen – um entsprechend soziale Gesetzmäßigkeiten herauszuarbeiten –, tun sie dies ebenfalls aus einer selektiven Perspektive (nach Schütz kommt es hierdurch zur „Konstruktion zweiter Ordnung"). Solch eine Selektivität kann in Bezug auf Entlassforschung etwa durch institutionelle Strukturierungen wie biomedizinische oder gesundheitsökonomische Paradigmen oder durch bestimmte gesellschaftliche Vorstellungen darüber, wie ein funktionierendes Leben nach einer Entlassung auszusehen habe, beeinflusst sein.

Erzählungen – die der Menschen des Feldes als auch die forscherischen Erzählungen über diese Erzählungen – können damit nie objektive Abbilder von Realität sein, sondern sind notwendigerweise konstruiert. Nichtsdestoweniger ist „die Erzählung [...] für die Sozialwissenschaften attraktiv. [...] Narrative [können] als Erklärungen dienen, aber auch selbst zum Gegenstand von Studien werden" (Fischer 2023, S. 126). Auch wenn dies zwangsläufig mit Selektion/Konstruktion einhergeht, bedeutet Forschung somit notwendigerweise, von Phänomenen und deren Zusammenhängen *zu erzählen.* Erst die interpretierende und integrierende Erzählung bringt die Dinge in einen berichtsförmigen Zusammenhang, ohne den schließlich nur kleinteilige und unverbundene Einzelbeobachtungen vorlägen, die dann jedoch keine Schlüsse auf soziale Gesetze und Zusammenhänge zuließen. So sind jedes empirisch fundierte Ergebnis und jede Theorie letztlich immer eine verdichtete Erzählung. Methoden der Sozialforschung leiten diese Verdichtung hin zur Erzählung an: Das prominente Kodierparadigma aus der Grounded Theory Methodologie zum Beispiel klassifiziert Phänomene etwa nach phänomenimmanent *kausalen, kontextuellen, intervenierenden, strategischen* und *konsequenzbezogenen* Dimensionen (Strauss & Corbin 1996, S. 78 ff.). Ziel sei es, zu „erlernen, in den Begriffen des [...] paradigmatischen Modells zu denken" und hin zu „Dichte und Präzision" zu kondensieren (ebd., S. 78).

Aber lassen sich die Phänomene im Feld und im Gegenstandsbereich (klinischer oder bzw. sozialdienstlicher) Sozialer Arbeit – etwa sich anschließende soziale Problemlagen oder grundlegend (das nach Krankheit neu auszutarierende) ‚Soziale' (Staub-Bernasconi 2012; Scheu/Autrata 2018) –, wie sie nach einer Krankenhausbehandlung und bei Entlassung und Rückkehr aus dem Krankenhaus in die (neue) alltägliche Lebenssituation wieder/verändert ins Zentrum rücken, überhaupt so wohlgeordnet nach Kausalitäten, Kontexten, inneren wie äußeren Interventionen, Strategien und resultierenden Konsequenzen sortieren? Ist die genuine Strukturiertheit dieses Feldes und der dortigen Praxis nicht vielmehr eine von „zahlreichen Uneindeutigkeiten, Widersprüchen und Paradoxien" (Kleve 2012, S. 33)? (...Was doch zur Rede von Wingenfeld bzgl. ständiger Umbrüche, Richtungswechsel und dergleichen passt...). Schließlich ist es doch „im sozialarbeiterischen Handlungsfeld kaum möglich [...], erfolgreich und dauerhaft Situationen zu entfliehen, in denen Unbestimmbarkeiten, Uneindeutigkeiten oder Unentscheidbarkeiten zutage treten" (Kleve 2007, S. 20).

Eine Kritik an dieser ordnungsaffinen Sortierlogik, wie sie, wie dargestellt, erkennbar auch weiten Teilen der Entlassforschung zugrundeliegt, hat die Soziologin Adele Clarke vorgebracht: In ihrem Werk »Situationsanalyse« (2012 von Reiner Keller auf deutsch herausgegeben) stellt die Autorin einerseits infrage, wie in der Sozialforschung auf bestimmte singularisierende *Basalprozesse* hin verdichtet würde, die zu identifizieren seien und soziale Phänomene vermeintlich quasi zentrifugal zusammenhielten – was aus Clarkes Sicht aber eben nicht der doch ambigen und komplexen Struktur von sozialer Wirklichkeit entspräche. Ferner kritisiert sie, dass eine solche Forschungshaltung sich an besonders signifikanten Merkmalen orientiere, wobei Clarke zufolge doch mindestens genauso erhellend sein müsste, was im Material eben *nicht* sichtbar ist bzw. unsichtbar gemacht worden ist (Clarke 2012, S. 35 ff., S. 58 ff., S. 86). Clarke entwirft damit einen methodologischen Turn, der sich von einer institutionalisierten Forschungspraxis absetzt, in der Befunde insbesondere dann als gesichert gelten, wenn sie unter bereits etablierten/stabilisierten praktischen und wissenschaftlichen Ordnungskategorien aggregiert und möglichst replizierbar produziert werden können.

Die vorliegende Studienlage zu Entlasssituationen berichtet zwar viel, erzählt aber ebenso viel darüber, was in den Studiendesigns nicht repräsentiert wird: nämlich die Interdependenzen, Variabilitäten, Wende- und Wechselereignisse sowie die Problem- und Bedarfslagen von Patient*innen (Wingenfeld 2005, S. 25–32). Gerade diese zeigen sich im alltäglichen, lebensweltlichen und sozialräumlichen Feld nicht als pauschal vorausberechenbarer Ablauf oder ließen sich durch wenige eindeutige, institutionelle Faktoren „zentrifugal" zusammenhalten, wie es sich Studiendesigns gegebenenfalls manchmal wünschten. Damit markiert Clarke, dass auch das geordnete Erzählen entlang von sortierten Zusammenhängen stets eine Konstruktion ist, deren jeweilige Anordnung durchaus streitbar und mithin machtrelevant ist.

Die Autorin betrachtet, anschlussfähig an Netzwerkanalysen, vielmehr soziale Wirklichkeiten als relational strukturierte Felder aus menschlichen und nichtmenschlichen Entitäten, Subjekten, Objekten, Diskursen, Sichtbarem als auch (explizit infolge von Macht: –) Unsichtbarem/Implizitem usw. (Clarke 2012, S. 125,

S. 252 f.). Clarke geht dabei nicht einzig von einem Pragmatismus aus, welcher „situatives Handeln […] und dabei Menschen als Einzelne oder als Gruppen fokussiert“ (Diaz-Bone 2013, Abs. 8). Wie es auch in der Netzwerktheorie gesehen wird, wäre dies zu subjektivistisch, um der relationalen Macht gerecht zu werden. In der aufgezeigten Studienlage zeigt sich durchaus ein solcher Pragmatismus in den Versuchen, möglichst präzise Handlungs- und Strukturabläufe oder spezifische Gruppen zu clustern, um darauf aufbauend Prozesse und Wege zu standardisieren und zu optimieren. Clarke verbindet ebendiesen Pragmatismus (selbst bei ihr zunächst zum Ausdruck kommend in konkreten Koalitionen/Oppositionen zwischen Akteur*innen im Feld) dann ergänzend mit dem Ansatz des Poststrukturalismus, welcher in Foucault'scher Manier „die überindividuelle und vorbewusste Realität diskursiver Ordnungen […] [,] die Tiefenstrukturen der diskursiven Praxis [betont]“, hierzu gehört auch, dass „die Analysepraxis […] selbst eine konstruierende Praxis“ ist (Diaz-Bone 2013, Abs. 5).

Es gilt somit, konkrete Netzwerke innerhalb des Klinikums wie auch im Klinik-Außen zu betrachten, ebenso die Spannungen, Aushandlungen oder ‚Koop-kurrenzen‘ zwischen Krankenhaus, ambulanter Landschaft und familialen Settings (prototypisch-konzeptionell in Kapitel 7.2). Zugleich ist jedoch die Ebene von Diskursen, Narrativen und symbolischen Entitäten mitzudenken, die ersterer Betrachtungsebene stets bereits (post-)strukturell zugrundeliegt. Denn Fragen von Gesundheit, Krankheit und Lebensführung nach Krankheit oder bei Pflege sind gesellschaftlich stark aufgeladen. Kurzum: Im Feld trifft man a) auf Menschen, die Absichten verfolgen und untereinander koalieren/opponieren etc. (= sichtbare Netzwerkebene), b) damit in konstitutiver Kontinuität stehend auf diskursive „Tiefenstrukturen“ unterhalb dieser sichtbaren Praxis (…als „Macht [hinter] der Macht“; Sagebiel und Pankofer 2022, S. 100), und c) auf die Erfahrung, dass man als Forschende*r vorgenannte diskursive Tiefen- im Sinne von Machtstrukturen eben unweigerlich mit-konstruiert. Einziges, zumindest graduelles „Gegenmittel“: ausreichend methodisch-geleitete „Entselbstverständlichung“ (Breuer et al. 2019, S. 8) und damit „Selbst-/Reflexion bzw. Dezentrierung“ (ebd., S. 9). Doch auch bei methodisch-systematischer Selbstreflexion bleibt eine Kontinuität zwischen den gesellschaftlichen Machtstrukturen bzw. jenen im institutionellen Feld (hier: dem Krankenhauswesen) und denjenigen bestehen, die die Analysepraxis – im Sinne von „Experimentator*innen“ – beeinflussen, welche schließlich nicht in einer „Welt im Vakuum“ (Schwertel 2023, Abs. 38) stattfindet.

Die Forschung im Feld ist gemeinhin so strukturiert, dass sie erhebbare Indikatoren zugrundelegt. Empirie ist somit zunächst positivistisch, indem sie ihr Wissen auf konkret registrierbaren, eben „positiven“ Phänomenen basiert. *Registrierbar* bedeutet dabei aber auch, abhängig von der Epistemik, also der Leistung des Erkennens. Unsere „leistungsfähigen“ epistemischen Wahrnehmungs- und Erkenntnissysteme bestimmen, ob Phänomene für uns „registrierbar" und folglich der Wissensproduktion zugrundegelegt werden. Die Anforderung, dass Phänomene konkret registrierbar sein müssen, ist in den Regeln empirisch-wissenschaftlicher Qualität angelegt. Diese Konstruktion ist dabei jedoch nicht frei von Macht: Wenn es darum geht, ‚ins Feld zu gehen', empfiehlt sich also das Verständnis eines relationalen Verhältnisses zwischen Forschenden und Feld. Das bedeutet: Was im Feld registrierbar ist, hängt nicht nur vom Feld selbst ab, sondern auch von den Forschenden mit ihren jeweiligen Positionen, Perspektiven und Erfahrungshintergründen bzw. disziplinären Sozialisationen (z. B. ein durchlaufenes Medizinstudium), die bestimmen, was uns wie auffällt – und, im Sinne Clarkes, vor allem auch, was nicht. Was mit *Macht* gemeint ist, soll ergo ausdrücken: Die wissenschaftliche Erkenntnisproduktion ist immer auch hochgradig machtrelevant, indem sie immanent zur Gesellschaft bzw. dem institutionellen Setting auf Strukturen der „Verunsichtbarung" (z. B. nicht-repräsentierter Personengruppen) aufbaut und diese gleichsam mit-reproduziert.

Die Kontinuität zwischen den Machtasymmetrien in der Gesellschaft/im institutionellen Setting und der Selektivität bzw. Konstruktion der Analysepraxis konstituiert erst *das Feld.* Anders gesagt: *das Feld* ist ein hybrides epistemologisches Produkt aus konkreten praktischen Entitäten mitsamt derer inhärenten Relationalität und daran geknüpften Machtstruktur und ihrer entsprechenden „Konstruktionen erster Ordnung" (a. a. O.) einerseits sowie deren empirischer (und damit selektiver, also in „zweiter Ordnung" konstruierender; a. a. O.) Repräsentation entlang der Analysepraxis andererseits. Die Menschen und ihre Handlungen und Beziehungen, als die erste Asymmetrie- und Machtebene, gäbe es auch ohne die Forschung – zum *Feld* subsumieren und potenzieren sich diese auf zweiter Ebene aber erst durch die Kontinuität mit dem Forscher*innenblick. Man könnte hiernach sagen, es bestehen gesellschaftspraktisch Machtverhältnisse erster Ordnung, die Kontinuität zu diesen Machtverhältnissen seitens der Analysepraxis stellt ein Machtverhältnis zweiter Ordnung dar.

An dieser Stelle schlägt Clarke (2012) vor, die gesellschaftlich bestehenden Machtverhältnisse – in dem Moment, da aus gesellschaftlich-praktischen Prozessen ein analytisches *Feld* wird: – nicht zu perpetuieren und sich vom ohnehin bereits Signifikanten vereinnahmen zu lassen, sondern daneben bewusst nach dem zu suchen, was (zunächst) *nicht* als signifikant ins Auge sticht, was also „unsichtbar" ist bzw., nach den Worten Clarkes (2012), „zum Schweigen gebracht wurde" (S. 86). Hierzu darf sich die Epistemologie, welche das *Feld* erzeugt, nicht auf eine rein empirisch-positivistische Perspektive verengen, die von gesellschaftlich zugelassenen, signifikanten Erscheinungen abhängig wäre. Vielmehr bedarf es einer damit verschränkten machttheoretischen Reflexion, die ebenfalls die diskursiven

Tiefenstrukturen mithineindenkt – jene Strukturen, die erst bestimmen, was an der Oberfläche sichtbar und vor allem auch, was unsichtbar ist.

Nach Clarke bedarf es an dieser Stelle integraler Theorie-Methoden-Verbindungen (Clarke 2012, S. 35). Damit zielt Clarkes Vorschlag im Kern darauf ab, die im Praktischen bereits bestehenden Machtverhältnisse wissenschaftlich nicht unreflektiert zu reproduzieren, sondern ebendiese Machtreproduktion in der Forschung zu durchtrennen bzw. sie für Engagement und Wiederherstellung von Repräsentationsgerechtigkeit zu nutzen. Clarkes diesbezüglicher Anspruch ist „in einer Forschungstradition zu verstehen, die sich als *engagement* begreifen lässt, die machtsensibel und politisch ist […]. Denn Erkenntnis findet nicht abgeschnitten von der Welt im Vakuum statt" (Schwertel 2023, Abs. 38).

Die Forschenden stehen dem Feld so betrachtet nicht neutral beobachtend gegenüber, sie haben keine Beobachtungsperspektive ‚im Vakuum' – ihre Perspektive auf die Praxis ist vielmehr aneignungsvoll, selektiv repräsentierend und konstruierend, sie ist also *aktiv befragend,* ebenso wie Foucault es zwischen „Beobachter" und „Experimentator" differenzierte (a. a. O.). Dieses aktive Befragen ist in der Forschung gezielt und damit selektiv vor dem Hintergrund von eigenen bzw. institutionellen Vorannahmen, Erwartungen und Erkenntnisinteressen und -zuschnitten.

Das Feld sagt aufgrund dieser konstruierten wie konstruierenden Selektivität seitens der Forschung somit entsprechend potenziell ebenso etwas über die Beobachtenden aus wie über das, was beobachtet wird, denn *das Feld,* als empirisch aufbereitete Praxis, bringt immer zugleich beiderlei zum Ausdruck: praktische Strukturen und Entitäten wie auch die entsprechende Beobachtungsanlage und deren (z. B. spezifisch disziplinäre) Funktionslogiken und Entstehungsbedingungen: „Der Blick […] [muss] in seinen eigenen Operationen das reproduzieren, was sich in der Bewegung der Komposition ergeben hat" (Foucault 1988, S. 122).

Wissenschaftliche Disziplinen sind also nie ganzheitlich erfassend. Ihre jeweilige partikulare Perspektive stellt immer eine bestimmte, begrenzte „Bewegung der Komposition" dar und das, was diese Bewegungskomposition beobachtet, ist damit folglich einerseits a) das, was tatsächlich praktisch vorzufinden ist (aber eben nie der volle Umfang bzw. ein exaktes Abbild alles Vorfindbaren, sondern eben selektiv und gewissermaßen potenziell verzerrend), als damit auch b) Ausdruck dessen, was ihre eigene Genese, ihre „Bewegung der Komposition", erst zu registrieren erlaubt. Und – c) –, weil diese Genese/Bewegung der Komposition ja nie ‚im Vakuum' stattfindet, ist dies auch wiederum Ausdruck von gesellschaftlichen bzw. institutionellen (Macht-)Verhältnissen, mit denen die Wissenschaft unweigerlich in Kontinuität steht und die sie – abhängig von der Sorgfalt der methodischen Reflexivität und Distanzierung: mehr oder weniger – immer stets auch Gefahr läuft zu reproduzieren. Und gerade auf Gesundheit/Krankheit, deren Kontinuität im Mittelpunkt der Praxis des Entlassmanagements steht, projizieren sich nun mal starke gesellschaftliche und institutionelle Bewertungen und Platzierungen, sowie Verdrängungen, „Verunsichtbarungen" und Differenzkonstruierungen.

Aber wie soll empirisch gefunden werden, was in der Praxis verdrängt und „verunsichtbart" ist, wie lassen sich „ursprüngliche" Entitäten aufdecken, die praktisch konstruiert wurden? Machtsensible Forschungsansätze wie Clarkes „Situationsanalyse" sind in ihrer Suche nach dem, was nicht repräsentiert bzw. „verunsichtbart" ist, an dieser Stelle natürlich nicht etwa spekulativ – über das, was nicht zu sehen ist, obwohl es denkbar wäre, lässt sich vieles vorstellen. Ansätze wie der von Clarke sind zwar als Kritik an einem Signifikanzen reproduzierenden Positivismus zu verstehen, beruhen zugleich aber durchaus zunächst auf den reell in Erscheinung tretenden Phänomenen, Machtzentren und -kulminationen (Koalitionen, „Ballungszentren", Dominanzen u. ä.). Diese werden jedoch, nachdem sie zunächst kartiert wurden, nicht bereits als Ergebnis konserviert – als sodann wissenschaftlich bestätigte, entscheidende Phänomene und weichenstellende Achsen. Erst danach setzt vielmehr die eigentliche Frage ein: Was ist neben bzw. unter dem Einfluss der vorherrschenden Signifikanzen in der gegebenen Gesamtsituation *nicht* sichtbar, kommt *nicht* zur Geltung, erhält *keine* Repräsentation – weder in der Praxis noch in der mit dieser in Kontinuität stehenden Forschung? Über das, was nicht zu sehen ist, obwohl es da ist oder da sein könnte, wird also nicht imaginiert, vielmehr wird ausgehend von dem, was (oft in hegemonialer Weise und allzu stark) sichtbar ist, materialimmanent abgeleitet, was im Umkehrschluss bzw. komplementär dazu fehlt. Clarke nutzt für diese methodische Operation verschiedene flächige Kartentypen/Maps, um solche Verbindungen entlang des Situationsfeldes zu ziehen, die – ausgehend von auffälligen Signifikanzen – mitunter aufschlussreich ins Nichts führen und dort die Frage aufwerfen: *Was fehlt hier?* – Es handelt sich also um eine in ihrer Grundverankerung empirisch gegenstandsverankerte *(„grounded")* und zugleich aber theoretisch weitergedachte Ableitung. Dieses theoretische Ableiten bewegt sich bei Clarke in einer poststrukturalistischen Tradition: Wie Foucault, auf den sie immer wieder verweist, geht Clarke davon aus, dass (tiefliegende) Wissensbestände – sogenannte Episteme – und Macht verknüpft sind. „*Post*-strukturalistisch" verweist dabei auf das spannungsreich konkurrierende Nebeneinander von Wissensbeständen, auf ihr Konfligieren und gegenseitiges Verdrängen, auf die Produktion des Normalen und Erwartbaren und auf die damit verbundene Verunsichtbarung, Verdrängung oder Differenzkonstruierung des Anderen bzw. des davon Abweichenden. In der klinischen Forschung ist somit jede „Reinheit des Blicks an ein Schweigen gebunden" (Foucault 1988, S. 121). Das Schweigen dessen, was eigentlich eine Stimme hat oder haben könnte. Die sensible Kontinuität zur Praxis besteht darin, dass Forschung den Mut aufbringen muss, auch Zusammenhänge in Unsicherheit und geringer Sichtbarkeit aufzuarbeiten – auch auf die Gefahr hin, dass sich im eigenen System Wissenschaft die Unsicherheit des Gegenstands auf die potenzielle Angreifbarkeit der Forschung selbst überträgt –, weil sonst stattdessen die Praxis in ihren möglichen innovativen Vorstößen mit der Unsicherheit allein gelassen würde; so laufen Leuchtturmprojekte, die in der Entlassgestaltung neue Wege einschlagen (z.B. sozialraumbasierte Projekte, wie im hinteren Teil dieses Textes andiskutiert; Kap. 7.2), Gefahr, auf ihren Projektstatus begrenzt zu bleiben und keine systematische Verstetigung bzw. Roll-Outs zu finden, wie schließlich auch Schang et al. (a.a.O.) kritisieren.

Bezogen auf die Entlassforschung heißt das: Vorstrukturierte, standardisierte Pfade, die einem bestimmten definierten Patientenbild folgen, sind nichts „Unschuldiges", Neutrales – gerade weil sie nur dann als Wissensbestände Geltung erlangen (…und in der positivistischen Forschung als signifikant ins Auge stechen), wenn sie sich im Kontrast zu dem abheben, was hierzu entsprechend „verunsichtbart" bzw. konstruiert wird. Standardisierte Vorstellungen von Patient*innenpopulationen und ihren Pfaden stehen in ihrer Genese in einer kokonstitutiven Verbindung mit der Macht über ihr vermeintliches Gegenteil: das Unvorhersehbare, Chaotische, das Singuläre. Vonseiten der Standardisierung aus betrachtet ist dieses Singuläre „zugleich auf der anderen Seite und unter ihrem Blick" (Foucault 1973, S. 177). Problematisch ist diese Machtbeziehung, weil das Singuläre lediglich im Kontext der Standardisierung als etwas vermeintlich Negatives erscheint, als etwas, das unter Kontrolle zu bringen ist (Foucault schreibt mit einem Zitat von Pinel: „‚Welch endlose Aufzählung von Symptomen …! Wirft man uns damit nicht in ein neues Chaos?'"; ders. 1988, S. 125). Aus sozialarbeiterischer Perspektive lässt sich selbiges aber andersherum auch als ressourcenhafte Sinnstruktur verstehen, als individuelle Lebenswelt, auf die sich in der Adressat*innenarbeit einzulassen ist, statt sie durch Standardisierung unter Kontrolle zu bringen. Für eine daran orientierte Soziale Arbeit im Sozialdienst/Entlassmanagement wären offenere Forschungsansätze, die die kleinteiligen Zusammenhänge und Dynamiken der Lebensweltlichkeit rekonstruieren, in die hin schließlich entlassen wird, und die Interesse haben am Besonderen, am Variantenreichen somit ggf. hilfreicher als Studien in der institutionellen Struktur serieller Kreisläufe. Aber dies steht natürlich im Konflikt zur Institution Krankenhaus und der unter ihr stattfindenden Forschung und damit verbundener Standardisierungsprozesse, denn: „Wenn der klinische Bereich für alle Möglichkeiten der Sprache und des Blicks offen ist, so hat er keine Begrenzung und folglich auch keine Organisation" (Foucault 1988, S. 125).

Die Wissenschaft und Rekonstruktion der Entlasssituationen muss sich also anstrengen, diesen Kreislauf aus seriellen Reproduktionen und Wiederholungen aktiv zu durchbrechen. Foucault arbeitet mit seiner Beschreibung der Produktionslogik von

Wissenschaft heraus, wie schwer, weil kontraintuitiv, ein Ausbrechen aus den Wiederholungskreisläufen ist – *kontraintuitiv* deshalb, weil es den Glaubenssätzen und Vorannahmen widerspricht: „Die Variationen annullieren sich und in der Wiederholung der konstanten Phänomene zeichnen sich von selber die fundamentalen Verbindungen ab" (Foucault 1988, S. 124). So gesehen ist es für das System Wissenschaft(en) wesentlich energiesparender, durch die Wiederholung des disziplinär wie institutionell Geglaubten quasi „von selber" Wahrheiten zu produzieren, als sich – gegen die Widerstände durch gegenteilige Vorannahmen und Gewohnheiten – mit dem Ungesehenen und Variantem zu beschäftigen und dies umfassender zu repräsentieren. Für eine Offenheit gegenüber dem, was lebensweltlich und sozialräumlich im ‚Klinik-Außen' geschieht – etwa in häuslich-familiären Situationen oder in ambulanten Praxen –, wäre diese Anstrengung jedoch dringend vonnöten.

Diese Reflexion bzgl. der relationalen Situiertheit der Forschenden gegenüber dem bzw. *im* Feld und entsprechend über Repräsentation – oder Verunsichtbarung – im Zuge der Forschungspraxis (was wird durch die Forschung hervorgehoben – und was bildet sich eben nicht ab?) ist in Bezug auf Forschung im Bereich Entlassmanagement deshalb so relevant, weil das Entlassmanagement auf bestimmte, konturierte Vorstellungen hin entlässt: Vorstellungen von Patient*innen und bestimmten -verläufen und von ambulanten Versorgungs- sowie persönlichen Lebenssituationen ‚dort draußen', und Vorstellungen im Kontinuum von Gesund/Krank, von gesundheitlich und pflegerisch-versorgend funktional bzw. dysfunktional. Die Entlassforschung (re-)produziert dieses konturierende Wissen, das dann als Wissensbasis die praktischen Entlassmanagementprozesse strukturiert. Insbesondere potenziert durch Institutionalisierungsprozesse wie durch Qualitätsstandards und -verfahren.

Forschung zum Entlassmanagement muss mit diesen konstituierenden Rahmungen kritisch-reflexiv umgehen und Varianzen sichtbar machen. Clarkes »Situationsanalyse« ist – trotz darin konkreter Mapping-Verfahren, wie sie zu einer spezifisch empirischen Erfassung des hier diskutierten Gegenstands rund um Relationen, Übertragungen, Friktionen etc. zwischen Krankenhaus-Innerlogik und dem sozialökologischen „Außen" durchaus auch ganz pragmatisch „nützlich" erscheinen könnten – weniger eine i. e. S. direkt anleitende Methodik als vielmehr i. w. S. ein grundlegender methodologischer, ja epistemologischer Denk-„Turn": Entlang der Entlassforschung sowie darauf basierender Qualitätskriterien – und deren systembedingter Limitierungen – formuliert, lautete Clarkes Appell nämlich im übertragenen Sinne: Nehmt die in Institutionen routinisierten dominanten Wissensregime forscherisch zum Anlass/zum identifizierbaren Ausgangspunkt für die davon abzuleitende eigentliche Suche nach den darunter verborgenen, feineren, mitunter „außenseitigen" Effekten, Wechselwirkungen und Dynamiken, den kleinteiligen Wirkungsweisen und den „atypischen" bzw. generell als »eigensinnig« zu verstehenden Patient*innen: Entlassmanager*innen bedürfen differenzierter Studienerkenntnisse, vor allem auch zu exklusionsbedrohten und benachteiligten Patient*innen mit teils multikomplexen gesundheitlichen und sozialen Problemlagen und teils wenig Sichtbarkeit im System (Chan et al. 2019, S. 7), statt pauschaler Leitlinien zu rein medizinisch bzw. krankenhausorganisatorisch basierten Diagnosegruppen und Patientenpopulationen. Neben der Tatsache, dass Entlassmanager*innen angesichts der Phase der Begleitung der Entlassung ins stets dynamisch Lebensweltliche – vielleicht auch teilweise im Unterschied zu zuvor gelegenen medizinisch-therapeutischen Behandlungsmaßnahmen, wo evidenzbasierte Leitlinien die Präzision erhöhen – wohl seltener generalisierende Leitlinien brauchen als detailliertere Erkenntnisse gerade über variable Zusammenhänge und Zusammenspiele zwischen sozialen und gesundheitlichen Faktoren und Determinanten, Übertragungshemmnissen und -förderfaktoren im Schnittstellenmanagement (= *praktisches Handlungswissen*), hat es nicht zuletzt auch mit der Sichtbarkeit und Anerkennung der Komplexität und Nicht-Vorausberechenbarkeit von Entlassmanagementfällen zu tun, ebendiese Arbeit in ihrer eigenständigen Professionalität und Vollzugspraxis sichtbar zu machen, statt sie lediglich als kalkulierbaren Prozessschritt in die Logik und Effizienz der Krankenhausorganisation zu integrieren (= *Repräsentation*). Letzteres wird weiter wichtig sein im Zuge von aktuellen Krankenhausreformen und -anpassungen und darin der Berücksichtigung der Sozialdienste/des Entlassmanagements.

So wie Foucault sein relationales Machtverständnis im Rahmen seines historisch-philosophischen Arbeitens entwickelt hat (Genealogie), werden auch die Institutionalisierungsprozesse des Entlassmanagements deutlich, wenn man aus dem Zeitstrahl „herauszoomt" – also im historischen Spiegel der akutstationären Krankenhausbehandlung, denn diese institutionalisierten Wissens-Konturierungen sind im System Krankenhaus ja gerade deshalb so überaus persistent, weil sie über einen langen Zeitraum historisch geworden sind und sich verfestigen konnten.

Diskontinuitäten im Lichte der Historie der Refinanzierung der akutstationären Krankenbehandlung

5

Inhaltsverzeichnis

Mit der Zielsetzung, die heutige Finanzierungsentwicklung der Krankenhausbehandlungen besser im Zusammenhang mit der Herausforderung der Entlassungsplanung einordnen zu können, wird in diesem Kapitel kurz die Historie sowohl zur Finanzierung der Krankenhausbehandlung als auch zur Entwicklung der Versorgungskomplexität im Rahmen des Entlassmanagements beschrieben.

5.1 Rahmenbedingungen der Finanzierung

Das Krankenhausfinanzierungsgesetz (KHG) von 1972 regelte die Vergütung der stationären Krankenbehandlung über den Grundsatz des Selbstkostendeckungsprinzips (Simon 2019(a), S. 4). Das hieß im Konkreten, dass die Leistungsträger den Krankenhäusern pauschal einen festen Betrag für jeden erbrachten Behandlungstag erstatteten. Die Höhe der Pauschale war damals unabhängig vom Behandlungsaufwand der Patient*innen. Die jeweilige Verweildauer der einzelnen Patient*innen wurde nicht so reglementiert, wie wir es heute kennen. In der Gesetzesreform von 1972 wurde ebenfalls geregelt, dass im Zuge der dualen Krankenhausfinanzierung, die laufenden Betriebskosten (Personalkosten,

K. Heckes et al., *Im Spannungsfeld zwischen Standort im Krankenhaus und Wirkung ins Außen*, https://doi.org/10.1007/978-3-658-50656-8_5

Sachmittelkosten, Instandhaltungskosten) zur Patient*innenbehandlung durch die Krankenkassen (Finanzmittel durch Kassenbeiträge) refinanziert wurden und die Investitionskosten durch die jeweiligen Bundesländer aus Steuerfinanzmitteln getragen wurden (Wasem et al. 2019, S. 174). Dieses duale Finanzierungssystem gilt bis heute. Aufgrund der steigenden Gesundheitsausgaben im Krankenhaussektor hat der Gesetzgeber bereits 1993 mit Inkrafttreten des Gesundheitsstrukturgesetzes eine Abkehr vom Selbstkostendeckungsprinzip eingeleitet, das durch die Einführung der diagnosebezogenen Fallpauschalen Entgeltsystematik im Jahr 2003 endgültig in eine leistungsorientierte Vergütungssystematik umstrukturiert wurde (Wasem et al. 2019, S. 174). Die gesetzliche Grundlage für die Einführung (2003) der sogenannten German Diagnosis Related Groups (G-DRG) wurden bereits durch das GKV-Gesundheitsreformgesetz im Jahre 2000 gelegt. Die Finanzierungslogik des neuen DRG-Patient*innenklassifikationssystems folgte der Auffassung, gleiches Geld für gleiche Arbeit zu zahlen. Hierzu wurden homogene Patient*innenfallgruppen generiert, die mittels des DRG-Katalogs jedes Jahr vom zuständigen Institut für das Entgeltsystem im Krankenhaus (InEK) hinsichtlich der Schwere und des Aufwands des Patient*innenversorgungsfalls und der jeweiligen durchschnittlichen Verweildauern (Untere Grenzverweildauer= UGVD/Mittlere Verweildauer= MVD/Obere Grenzverweildauer=OGVD) im DRG-Katalog definiert werden. Der Aufwand und der Ressourcenverbrauch des jeweiligen Patient*innenfalls wird mittels seiner diagnosebezogenen Eingruppierung in die Diagnose-Fallgruppe mit dem dazugehörigen Relativgewicht, bzw. auch Bewertungsrelation genannt, abgebildet. Stellenweise wird dieses Relativgewicht in der Literatur auch als Costweight bezeichnet, dessen Größe abhängig vom Versorgungsaufwand des Patient*innenfalls und seiner jeweiligen DRG-Codierung ist. Der durchschnittlich aufwendige Krankenhauspatient*innenfall hat den Faktor 1,0 als Relativgewicht (aufwendigere Fälle haben ein Relativgewicht >1,0 und weniger aufwendigere Fälle <1,0). Es handelt sich dabei um einen Punktwert, der mit dem Landes- bzw. Bundesbasisfallwert multipliziert wird. Dieser sogenannte Basisfallwert stellt einen jährlich durch die Selbstverwaltungspartner neu ausgehandelten Eurobetrag dar, der es ermöglicht, die Höhe des Erlöses in Form eines Eurorechnungsbetrags, durch den Multiplikator „Faktor Relativgewicht" zu ermitteln [Relativgewicht x Basisfallwert= Erlös in €], den die Krankenkassen den Krankenhäusern entsprechend für die Leistungserbringung (stationäre Krankenbehandlung) zahlen (Wasem et al. 2019, S. 178).

Die Verweildauerregelung in der DRG-Systematik ist maßgeblich relevant für das Entlassmanagement im Krankenhaus. Es werden abhängig von der Verweildauer des Patient*innenverschiedene Zu- und Abschläge fällig, welche die Höhe des Relativgewichts und somit auch die Höhe des Erlöses für die

Patient*innenversorgung beeinflusst. Die Unterschreitung der UGVD führt zu einem DRG-Abschlag im Erlösbetrag, dass den Anreiz abschwächt zu früh und blutig zu entlassen. Auf der anderen Seite gibt es aus betriebswirtschaftlicher Sicht keinen derartigen finanziell reizvollen Zuschlag, bei Überschreitung der OGVD für jeden weiteren Belegungstag. Den regulären DRG-Fallpauschalenbetrag bekommen Krankenhäuser, wenn sie im Korridor der mittleren Verweildauer der jeweiligen DRG entlassen. „Diese Regelung soll dazu beitragen, dass teure Langlieger-Patient*innen besser durch die Fallpauschalen abgebildet werden" (Wasem et al., 2019, S. 177).

Es hat rund 20 Jahre gedauert bis der Gesetzgeber ein Problembewusstsein dafür entwickelt hat, um festzustellen, dass parallel zur etablierten DRG-Systematik in der Versorgungspraxis und der Krankenhauslandschaft auch negative Effekte zu beobachten sind, wie z. B. eine Erhöhung der Arbeitsdichte, durch Erhöhung der Patient*innenfallzahl und die Erbringung der Versorgungsprozesse in immer kürzerer Zeit, was unter anderem auch auf die stetige Reduktion der Verweildauern über die Jahre zurückzuführen ist (Kellertreppenphänomen). 1991 lag die durchschnittliche Verweildauer eines Patient*innen in Deutschland noch bei 14,0 Tagen, im Jahr 2021 hat sich die durchschnittliche Verweildauer im Schnitt fast halbiert auf 7,2 Tage (Destatis (a), 2023, o. S.). Die Patient*innenfallzahl ist im Vergleich zum Jahr 1991 von 14.576.613 im Jahr 2019 auf 19.415.555 gestiegen, das bedeutet eine um 33 % gestiegene Fallzahlzahlrate in den Krankenhäusern (ebd.). Faktisch bedeutet das eine Arbeitsverdichtung für das Krankenhauspersonal.

Trotz der Zunahme der Arbeitsdichte je Verweildauer pro Patient*in und Steigerung der Patient*innenfälle bis 2021 (ebd.) ist parallel in der Zeit von 2000–2015 bezüglich der Entwicklung der Stellen (bezogen auf vollzeitäquivalente Stellen) in den Pflegeteams der Krankenhäuser ein Rückgang um rund 6 % zu verzeichnen (Albrecht et al. 2017, S. 35) sowie eine Zunahme des ärztlichen Dienstes um rund 40 %, ausgehend vom Indexjahr 2000 (ebd.) beobachtbar.

> „Die Fallpauschen sind die Haupt-Ursache des Pflegenotstands. […] Auch bleibt Kranken oft nicht verborgen, dass Krankenhäuser seit Einführung der Fallpauschalen geneigt sind, Patienten möglichst früh zu entlassen und ein freies Bett möglichst schnell wieder mit einem lukrativen Krankheitsbild zu füllen, um in möglichst kurzer Zeit eine neue, möglichst hohe Pauschale kassieren zu können. Dass Patienten heute doppelt so schnell wie noch vor 25 Jahren „durchgeschleust" und baldmöglichst durch neue ersetzt werden, schafft immer gefährlichere Situationen für Patienten wie für Pflegende" (Kranich 2019, S. 273 & 274).

Die nach Entlassung erforderliche Anschlussversorgung der Patient*innen im nachstationären Sektor weist Strukturen auf, die in ihrer Entwicklung nicht Schritt halten konnten mit der Taktung des Krankenhaussektors. Mit der Effizienzsteigerung der Krankenhausprozesse und entsprechend früherer Entlassungen der Patient*innen im Paradigma der G-DRGs gekoppelt mit Reibungsverlusten in der Versorgungsqualität hinsichtlich der Patient*innenoutcomes, erfordert es im ambulanten Sektor Versorgungsstrukturen, die dem erhöhten Versorgungsmehrbedarf der „im Extremfall sogar ‚blutig' entlassenen Patient*innen im ambulanten Bereich im gleichen Maße" (Kranich 2019, S. 276) gerecht werden müssten, dies aber leider nicht sind bzw. nicht werden. Die Versorgungsstrukturen wie z. B. häusliche Krankenpflege, Kurzzeitpflege, Verhinderungspflege, Haushaltshilfen, ärztliche Betreuung und Hausbesuche sowie spezialisierte ambulante Palliativversorgung (SAPV) entsprechen leider quantitativ und qualitativ nicht adäquat dem gesteigerten Versorgungsbedarf und wurden nicht im notwendigen Umfang ausdifferenziert und weiterentwickelt (Kranich 2019, S. 276).

„Ferner bestätigen die qualitativen Primäranalysen, dass die Patientinnen und Patienten die Entlassung oft als gehetzt bzw. verfrüht und überstürzt wahrnehmen und somit oft keine Zeit für offene Fragen bleibt [...]. Gotlib Conn et al. (2018) berichten, dass diese gehetzte Entlassung daran liegt, dass vom Krankenhaus aus ein organisatorischer Druck besteht, der dazu führt, dass Betten schnell wieder frei sein sollen und die Patientinnen und Patienten deswegen überstürzt entlassen werden müssen. Doch nicht nur die Patientinnen und Patienten empfinden die Entlassung aus dem Krankenhaus als gehetzt und überstürzt, sondern auch die (pflegenden) Angehörigen [...]. So finden Giosa et al. (2014), dass es den (pflegenden) Angehörigen wichtig ist, dass die Entlassung nicht übereilt ist und sie ausreichend Zeit haben, ihren Alltag auf die Pflege ihres Angehörigen umzuorganisieren" (G-BA 2020, S. 151).

5.2 Versorgungskomplexität im Rahmen des Entlassmanagements

Die Komplexität der Versorgungssituationen nimmt aufgrund der demografischen Entwicklung und wegen der einhergehenden steigenden Lebenserwartung sowie einer Zunahme an Grad und Anzahl chronischer Erkrankungen (Multimorbidität) in der BRD zu (Nowossadeck 2012; Tetzlaff et al. 2017). Zur weiterführenden Betrachtung eignet sich ebenso die Entwicklung der Pflegebedürftigkeit als Indikator, die mit Stand Dezember 2023 bei 5,7 Mio. Menschen mit amtlich beschiedener Pflegebedürftigkeit nach § 14 SGB XI liegt (Destatis, 2024, o. S.). Gemäß des Siebten Pflegeberichts des BMG lag im Jahr 2017 die Anzahl der Menschen mit Pflegebedürftigkeit noch bei= 2.719.385; im Jahr 2018 bei = 3.085.197; im Jahr 2019 bei = 3.38.401 (BMG 2021, S. 77). Das bedeutet für den betrachteten Zeitraum 2017 bis 2023 (= 5.688.473) eine Zunahme der Pflegebedürftigkeitsrate um 109,6 %.

Im Rahmen eines Reviews wurde festgestellt, dass bei schlecht laufender Entlassungsplanung folgende Qualitätsindikatoren mit negativen Ergebnissen korrelieren (National Institute of Health and Care Excellence 2018, S. 5):

- Erhöhte Wiederaufnahmerate innerhalb der ersten 30 Tage (Drehtüreffekt)
- Sterblichkeitsrate steigt signifikant an
- Häufigeres Auftreten vermeidbarer unerwünschter Ereignisse
- Lebensqualität sinkt
- Patient und Betreuer oder Familienzufriedenheit sinkt
- Verspätete Übergabe der Pflegesituation an nachstationäre Versorgungsstrukturen
- Mitarbeiterzufriedenheit sinkt

Der Gesetzgeber hat nach Entwicklung eines Problembewusstseins interveniert und hat im Bereich der G-DRG nachgebessert. Denn die zuvor in der DRG-Logik nicht abgebildete Pflegeleistungserbringung im Krankenhaus führte bei den Krankenhäusern dazu, dass die Pflegepersonaldecke immer weiter ausgedünnt wurde, um so Einsparpotenzial zu heben; leider zulasten der Versorgungsqualität der Patient*innen. „Insofern folgte der Stellenabbau im Pflegedienst der Konstruktionslogik des DRG-Systems“ (Simon, 2019(b), S. 236). Seit 2019 wurden die Pflegepersonalkosten aus den Fallpauschen ausgegliedert. Zurzeit erfolgt die Refinanzierung der pflegerischen Leistungserbringung im Krankenhaus wieder zu dem altbekannten Selbstkostendeckungsprinzip über das sogenannte Pflegebudget, was nunmehr in der Budgetverantwortung der Pflegedirektor*innen steht und entsprechend zweckgebunden wieder in die Pflegepersonalkosten/Pflegepersonalplanung reinvestiert werden muss. Zudem kommt hinzu, dass seit 2020 die Pflegeleistung im G-DRG-System abgebildet wird. Das klein (a) im aG-DRG steht neuerdings für die ausgegliederte „Pflege am Bett“. Die gesetzliche Grundlage hierfür stellt das Pflegepersonal-Stärkungsgesetz (2018) dar. Seit dem 01.01.2020 heißt es nunmehr aG-DRG-System. (GKV-SV 2023) Faktisch bedeutet dies, dass pro DRG-Code bzw. Krankenhausbehandlungsfall die medizinische Leistungserbringung ein spezifisches Relativgewicht im DRG-Katalog vorweist und separiert davon auch ein pflegespezifisches Relativgewicht nunmehr im DRG-Katalog vorhanden ist, mittels dessen der Pflegeerlös für den einzelnen Behandlungsfall errechnet werden kann (Pflegeentgeltwert x pflegespezifische Bewertungsrelation= Pflegeerlös in Euro). Der Pflegeentgeltwert lag im Jahr 2023 bei 230 € (DKG

2023), der jedes Jahr neu verhandelt wird. Die Erhöhung des vorläufigen Pflegeentgeltwertes, soll ab dem Inkrafttreten des Krankenhaustransparenzgesetzes erfolgen, das bedeutet, dass der vorläufige Pflegeentgeltwert dann von 230 € auf 250 € steigt. Der Pflegeentgeltwert kann als pflegespezifisches Analogon zum Basisfallwert angesehen werden. In dem Kalkulationshandbuch des InEK (Institut für Entgeltsystem im Krankenhaus) ist nicht transparent hinterlegt, welcher Anteil des Erlöses pauschal für die Leistungserbringung im Rahmen des Entlassungsmanagements steht. Es scheint eine Mischkalkulation innerhalb der Fallpauschale ohne konkrete Bezifferung zu sein (InEK, 2023, o. S.), kalkuliert basierend auf den Durchschnittswerten der teilnehmenden Kalkulationshäuser (2019 gab es 282 InEK-Kalkulationskrankenhäuser in der BRD). Umso interessanter sind die bereits in der Diskussion der Studienlage und der Limitierungen in der Qualitätsentwicklung angesprochenen Ergebnisse einer Untersuchung im Rahmen der Einführung des Entlassmanagements an einer Universitätsklinik für Chirurgie (Aßfalg et al. 2022) zur explorativen Analyse von Kosten, Verweildauer und Patient*innenzufriedenheit im Kontext des Entlassmanagements. In dieser Studie wurden drei Kategorien identifiziert, Kategorie (grün) = 1, mit dem Attribut kein zu erwartendes poststationäres Versorgungsproblem (pVP), Kategorie (gelb)= 2, mit dem Attribut möglicherweise zu erwartendes poststationäres Versorgungsproblem (pVP), aber tatsächlich kein pVP eingetreten und zu guter Letzt die Kategorie (rot) = 3, mit dem Attribut möglicherweise zu erwartendes poststationäres Versorgungsproblem und mit tatsächlich eingetretenem pVP. Die Ermittlung der Kosten des Entlassmanagements haben folgende Beträge ergeben: Die Patient*innenkategorie 1 (grün) verursacht = 4,11 € Kosten im Rahmen des Entlassmanagements. Die Patient*innenkategorie 2 (gelb) verursacht= 13,36 € Kosten mit einem durchschnittlichen Zeitaufwand von 10 min. Die Patient*innenkategorie 3 (rot) verursacht= 42,08 € Kosten mit einem durchschnittlichen Zeitaufwand von 38 min zum initialen Screening zuzüglich weiterer Aufwand wie z. B. Entlassplanung und Überleitung, die tägliche Teilnahme an Klinikumsbesprechungen, tägliche Entlassplanungsbesprechung, Telefonate mit Nachbehandlern, Administration, Dokumentation und Organisation der Überleitung; folglich entstehen Gesamtkosten pro Patient in Höhe von= 391,01 €. (Aßfalg et al., 2022, S. 349).

Im Mai 2022 wurde die Krankenhauskommission vorgestellt, die im Auftrag des Bundesministeriums für Gesundheit Empfehlungen für eine moderne und bedarfsgerechte Umstrukturierung der Krankenhausversorgung erarbeiten soll, mit der Zielsetzung „stationäre Überversorgung zu reduzieren, regionaler Unterversorgung entgegenzuwirken, die Effizienz der Gesundheitsversorgung zu steigern und Fachkräfte ihrer Qualifikation entsprechend einzusetzen“ (Regierungskommission 2002, S. 5). Die drei Grundprinzipien des Reformvorschlags beinhalten zum einen die einheitliche Definition von drei Krankenhausversorgungsstufen (Leveln), ein System von Leistungsgruppen wie z. B. die sogenannten Hybrid-DRG, die sowohl ambulante als auch stationäre Versorgung ermöglichen. Es soll ebenso eine Umstellung der starren Finanzierung über das DRG-System erfolgen, hin zu einer Mischfinanzierung. Die neue Finanzierungsform soll eine Mischung aus der Finanzierung von Vorhaltekosten und der Finanzierung der Krankenbehandlung nach DRGs sein. Im Erwachsenenbereich beträgt die Finanzierung aus Vorhaltevergütung 40 % der Kosten und die Finanzierung aus dem bekannten DRG-System soll 60 % der Kosten decken. Die Bereiche der Intensivmedizin, Geburtshilfe und Notfallmedizin, sowie Neonatologie stellen eine Ausnahme dar. Hier soll der gesamte Vorhalteanteil auf 60 % gesetzt werden, um den ökonomischen Druck in diesen Bereichen stark zu reduzieren und dem Charakter dieser Bereiche mit hoher Vorhaltung gerecht zu werden (Regierungskommission 2002, S. 23).

Im § 3 des Rahmenvertrags über ein Entlassmanagement beim Übergang in die Versorgung nach Krankenhausbehandlung nach § 39 Absatz 1a SGB V heißt es, dass das Krankenhaus ein standardisiertes Entlassmanagement in multidisziplinärer Zusammenarbeit sicherstellen muss. „Multidisziplinäre Zusammenarbeit beinhaltet für die Belange dieses Vertrages die Zusammenarbeit von Ärzten/psychologischen Psychotherapeuten, Pflegepersonal, Sozialdienst, Krankenhaus-apothekern und weiteren am Entlassmanagement beteiligten“ (Rahmenvertrag Entlassmanagement 2022, S. 2f.).

> „… Studien verweisen allerdings darauf, dass [Ärzt*innen] den interprofessionellen Austausch, im Gegensatz zu Pflegefachpersonen/Advanced Practice Nurses und [Apotheker*innen], weniger als Notwendigkeit ansehen […]. [Ärzt*innen] beschreiben sich als [Supervisor*innen] oder leitende [Protagonist*innen], die die Angehörigen anderer Professionen anleiten und beaufsichtigen sowie Kommunikation initiieren […]. (Es wird) ein kollaborativer Kommunikationsprozess unter Einbezug der Fähigkeiten und Erfahrungen von Pflegefachpersonen erschwert“ (Hämel et al., 2022, S. 249).

Diese o. g. empirischen Ergebnisse vielzähliger Primärstudien weisen darauf hin, dass die Ursachen für ein schlecht funktionierendes Entlassmanagement niemals nur monokausal allein in der Finanzierungsproblematik zu suchen und finden sind. Solch eine Vorgehensweise würde einen zu stark normativen Ansatz verfolgen, die im Sinne von Bourdieu (1987, S. 620 u. S. 749) nicht die augenscheinliche Doxa hinterfragen würde. Vielmehr ist die Problematik des Entlassmanagements vor dem Hintergrund einer Polykontexturalität (Günther 1979; Vogd 2022, S. 1; Luhmann 2000, S. 56) einzuordnen und bedarf, wie im Kap. 4 umfassend erläutert, einer Episteme, die es ermöglicht, hinter die Organisationskulissen des Krankenhauses zu schauen und relevante Paradoxien (Bourdieu 1987, S. 24 u. S. 103) zu identifizieren, deren Grundlage oftmals aus machttheoretischer Sicht oder aus anderweitigen Interessen (Luhmann 2000, S. 16 & S. 200 f.) zu einer Systememergenz (ebd. S. 141) führen. Dieses sogenannte Emergenzniveau hat zur Folge, dass Organisationsprozesse durch herrschende Partialrationalitäten innerhalb der einzelnen Systemlogiken im sozialen System Krankenhaus bestimmt werden (Foucault 1988, S. 123). Die dabei entstehende Gefahr ist, dass der Gegenstand der lebensweltlichen Praxeologie Entlassplanung und Entlassung der Patient*innen nie allein von der Sachlogik her bestimmt wird, sondern Partialinteressen der Akteure den Gegenstand immer mitbestimmen. Die zentrale Frage beschäftigt sich mit der Möglichkeit der Steuerbarkeit von komplexen sozialen Systemen, wie das Krankenhaus eines ist. Dabei wird es notwendig sein, den Impetus einzelner beteiligter Professionen am Entlassmanagement von Patient*innen näher zu analysieren.

Optimierung von Prozessen in interprofessioneller Zusammenarbeit im Entlassmanagement, aus systemtheoretischer Sicht

6

Inhaltsverzeichnis

6.1 Erfordernis interprofessioneller Zusammenarbeit

Das Entlassmanagement ist verortet im Kontext des Gesundheitssystems als ein Funktionssystem der Gesellschaft. In der Regel beginnt das Entlassmanagement in den organisationalen Prozessen des Krankenhauses als soziales System der Gattung Organisation. Das Entlassmanagement kann nur gelingen, wenn es in einer interprofessionellen Zusammenarbeit der beteiligten Professionen erfolgt, diese wiederum erfolgt in Kommunikationsprozessen des Interaktionssystems im Kontext Krankenhaus als einer Organisation. Das Interaktionssystem läuft in Kommunikationsprozessen ab, die in einer Serialität und nie in Gleichzeitigkeit (im Gegensatz zu Organisation) zu beobachten sind (Özlü, 2017). In diesen Kommunikationsprozessen fungieren die Bedarfe der Patient*innen als Themen, die wiederum eine Selektionsleistung in Bezug auf die Kommunikationsbeiträge zur Regulierung des Entlassmanagements ausüben. Was Kommunikation bzw. was Information ist, bestimmt das Interaktionssystem selbst, als ein seiner Umwelt gegenüber operativ geschlossenes und wahrnehmungsoffenes soziales System (vgl. Luhmann 1984; vgl. Özlü 2017) (Abb. 6.1).

K. Heckes et al., *Im Spannungsfeld zwischen Standort im Krankenhaus und Wirkung ins Außen*, https://doi.org/10.1007/978-3-658-50656-8_6

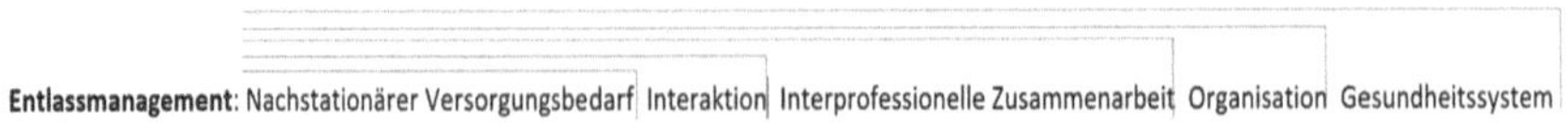

Abb. 6.1 Formenkalkül – Re-Entry des Entlassmanagements ins Gesundheitssystem

Ganz im Sinne der Polykontexturalität Gotthard Günthers (1976; Vogd und Jansen 2022; Özlü 2017) ist die Analyse und Ursachenforschung für das Misslingen bzw. Gelingen des Entlassmanagements nicht nur monoprofessionell und auch nicht monosektoral im Versorgungssetting zu verorten. Gotthard Günther beschreibt im Rahmen seiner Konzeption einer polykontexturalen Logik sogenannte transjunktionale Operationen, mit denen man innerhalb der Umwelt eines Systems unterschiedliche Kontexturen konstruieren und in Relation setzen kann. Er schreibt an dieser Stelle auch von „Kopräsenz von logischen Räumen" (Özlü 2017, S. 62). Vogd und Jansen (2022) deklarieren, dass es „nicht eindeutig bestimmbar ist, wem man was auf welche Weise zurechnen kann" (ebd. S. 2), aber dennoch erfolgt im Folgenden der Versuch einer Problemanalyse und einer Identifizierung von Potenzialen, durch die das Entlassmanagement ggf. verbessert werden könnte.

Auf der Grundlage der Untersuchungsergebnisse einer Studie der Bertelsmann-Stiftung mit dem Titel „Überversorgung – eine Spurensuche" kommen die Forschenden zu der Erkenntnis, dass die Koordinierung von Patient*innen zwischen niedergelassenen Haus- und Fachärzt*innen, Krankenhäusern und anderen Heilberufler*innen in dem sektoral fragmentierten deutschen Gesundheitssystem schlechter als in anderen Ländern gelingt (Bertelsman-Stiftung 2019). Eine Überversorgung zeigt sich vor allem auch in Form von vermeidbaren Notfällen und Krankenhausaufenthalten, so die Forschenden. Die Ursache liegt häufig im Bereich der strukturell schwachen Primärversorgung und einem wenig strukturierten und koordinierten Management von Patient*innenpfaden, insbesondere im Bereich der Versorgung von Menschen mit chronischen Erkrankungen (ebd.). Die Koordination von Patient*innen zwischen niedergelassenen Haus- und Fachärzt*innen, Krankenhäusern und anderen Heilberufler*innen gelingt in dem sektoral fragmentierten deutschen Gesundheitssystem schlechter als in anderen Ländern, zu diesem Ergebnis ist man im Rahmen einer Befragung des Commonwealth Fund (2017) unter Hausärzt*innen in zehn Ländern im Jahr 2015 gekommen. Lediglich 27 % der an der Befragung teilnehmenden deutschen Hausärzt*innen bei der Versorgung von Patient*innen mit chronischen Erkrankungen wurden durch medizinische Fachangestellte oder sogenannten Fallmanager*innen unterstützt (Osborn et al. 2015). „In einer ebenfalls vom Commonwealth Fund durchgeführten internationalen Befragung von über 65-Jährigen gaben die Befragten aus Deutschland die größten Probleme bei der Koordination ihrer Versorgung an" (Commonwealth

Fund 2017, S. 18). Vermeidbare Krankenhausfälle, die sich unter anderem aus der unzureichenden Versorgungskoordination ergeben, liegen in Deutschland beim Vergleich mit zwanzig anderen OECD-Ländern an zweithöchster Stelle: Für die fünf Indikationen Chronische Herzinsuffizienz, Hypertonie, Asthma, COPD und Diabetes kommt Deutschland auf 1167 sogenannte ambulant-sensitive Krankenhausfälle, im OECD-Durchschnitt sind es hingegen 690 Fälle je 100.000 Einwohner (ebd. S. 18; Bertelsmann-Stiftung 2019). Die Zunahme komplexer Versorgungssituationen durch eine steigende Anzahl älterer Menschen mit chronischen Erkrankungen in der BRD bei gleichzeitigem Fachkräftemangel bei Ärzt*innen und professionell Pflegenden stellt die Forderung nach innovativen Versorgungskonzepten (Güthlin et al. 2020).

6.2 Potenziale und Herausforderungen der Zusammenarbeit

Vorangehend hat sich gezeigt, dass sich im Duktus der G-DRG-Logik die Verweildauern im Rahmen von Krankenhausbehandlungen um die Hälfte reduzieren ließen, bei gleichzeitiger Fallzahlsteigerung, was wiederum zu einer Steigerung der Arbeitsdichte führte. Trotz dieser Verweildauersenkung haben die deutschen Krankenhäuser ein Bettenkapazitätsproblem, nämlich insbesondere durch den Anstieg der Behandlungsfälle. Immer wieder auftretende Engpässe bei der Vergabe freier Bettenplätze stellt eine bedeutende Herausforderung dar. Es gehört zum Klinikalltag, dass die geplanten Patient*innenfälle mit den notfallmäßig aufgenommenen Patienten*innen regelrecht konkurrieren. Komplexitätssteigernd wirkt sich folgender Faktor aus: Die DRG-Logik schränkt die ärztliche Entscheidungsautonomie hinsichtlich des Entlassungsdatums stark ein. Denn der DRG-Katalog definiert nicht nur die Schwere und den zu erwartenden Aufwand des zu behandelnden Falles in Form des Relativgewichts bzw. der Bewertungsrelation (in der Literatur gelegentlich auch als *Costweight* gelesen), sondern regelt auch die Verweildauern, wie in Kapitel drei gezeigt wurde. Die Kliniken sind entsprechend gut beraten, diese Verweildauergrenzen nicht zu überschreiten, wenn sie ökonomisch optimal agieren wollen. Diesen Druck geben kaufmännische Direktor*innen ungefiltert über die Chefärzt*innen bis hin zu Stationsärzt*innen gekonnt weiter. Die Paradoxie ist also vollständig konstruiert, wenn sich die entlassenden Fachdisziplinen vor den beiden Erwartungshorizonten „Berücksichtigung der Verweildauern und der im interprofessionellen Team abgestimmten Entlassungstermine“ vs. „Bettenkapazitätsdilemmata und Engpässe bzgl. elektiven und notfallmäßigen Neuaufnahmen“ gezwungen sehen, sich für die Entscheidungsalternative zu entscheiden, bereits stationär behandelte Patient*innen früher als geplant zu entlassen oder elektive Neuaufnahmen zu vertrösten und die Aufnahme kurzfristig zu verschieben. Aus ökonomischer Sicht wären es Opportunitätskosten, die das Krankenhaus als betriebswirtschaftliches System eingehen würde, daher ist häufiger die Entscheidung für eine unplanmäßige frühere Entlassung zu beobachten. Das bringt in der Konsequenz Folgeprobleme, weil die nachstationäre Versorgung mit diesen „adhoc Entlassungen" (im Worsecase noch an einem Freitagnachmittag) überfordert wird. Klar ist, dass es einer gut funktionierenden Steuerung zwischen Aufnahme- und Entlassmanagement bedarf. Das geht nicht ohne Führung und einer Instanz, die die Prozesse übergeordnet überblickt. Kliniken sind gut beraten, sich an dieser Stelle die Frage zu stellen, wer das Hütchen der Prozessverantwortung aufgesetzt bekommt.

6.3 Gestaltungsoptionen der Prozessoptimierung

Vor diesem Hintergrund bietet es sich an, das Entlassmanagement funktionaler auszurichten mit der Zielsetzung, die Versorgungsqualität zu verbessern. Setzt man sich das zu einem hehren Steuerungsziel, dann ist es wichtig zu berücksichtigen, dass die in der Versorgung beteiligten Professionen als eine wesentliche „Strukturbildung im Übergang von der ständischen zur funktional differenzierten Gesellschaft" (Stichweh, 2008, S. 335) eine hohe Relevanz besitzen. Wie die zwei Seiten einer Form weisen die Professionen jedoch gewisse Ambivalenzen als Merkmale auf. Vogd (2011) vergleicht dies als ambivalente Haltungen, „die gleichsam als Paradoxie des Professionellen in die professionelle Logik eingelagert sind. Die professionelle Orientierung, sich dem Patient*innen bedingungslos zuzuwenden, wird von der anderen Seite her flankiert, durch die Bestrebung, diesen wieder loswerden zu wollen bzw. von diesem nicht allzu intensiv in sein Leiden verwickelt zu werden. Homolog hebelt seine Gemeinwohlorientierung nicht seine Bestrebungen aus, die Machtstellung der eigenen Berufsgruppe auszubauen" (ebd. S. 227–228).

Es gibt Untersuchungsergebnisse aus der Schweiz, die die sogenannte Nursing Led Care Discharge im Fokus ihrer Fragestellung haben. Das bedeutet, dass die pflegerisch gesteuerte Entlassungsplanung darauf abzielt, das Entlassmanagement zu optimieren, wobei der Schwerpunkt auf der Steigerung der Selbstständigkeit und der Fähigkeit zur Selbstversorgung der Patient*innen lag. In diesen Studien wurden die Verbesserungen der Selbstversorgungsfähigkeiten und der Häufigkeit der Wiedereinweisungsrate der Patient*innen verglichen (Faessler & Kofler et al., 2023). Die Befunde über die verbesserten Selbstversorgungsfähigkeiten der entlassenen Patient*innen in Bezug auf Selbstmanagement, funktioneller Status,

Expertise von Patient*innen und Angehörigen, emotionaler Status und Organisation der Nachstationären Versorgung stehen signifikant in Korrelation mit einer pflegegeleiteten Entlassungsplanung, in diesen Fällen der Nursing Led Care waren die Wiederaufnahmeraten in den Interventionsgruppen ebenfalls geringer als in den Kontrollgruppen (Faessler & Kofler et al., 2023 & Griffiths, Edwards et al., 2007 & Kaya et al., 2018, Goncalves-Bradley et al., 2016).

Die Erkenntnisse, die auch unter dem Gesichtspunkt von systemimmanenten Limitationen diskutiert wurden, zeigen, dass wenn die Professionen wie Pflege und Soziale Arbeit die Prozesse im Rahmen des Entlassmanagement moderieren, es besser gelingt, die sektoralen Grenzen zu überwinden und potenzielle Fragmentierungen auszugleichen. Bahr et al. (2020) identifizierten in Magnetkrankenhäusern mit Nursing Led Care eine Korrelation: Die erhöhte Steuerungsverantwortung der Pflegeprofessionen und eine kontinuierliche Betreuung in den letzten Tagen vor der Entlassung führten zu einer reduzierten Wiederaufnahmerate.

Speziell bezogen auf die Profession Pflege kann konstatiert werden, dass durch unterschiedliche gesetzliche Reformen in der BRD ein Kompetenzzuwachs bei der professionellen Pflege in der akutstationären Krankenbehandlung zu beobachten ist. Z. B. im Falle der Vorbehaltsaufgaben nach § 4 Pflegeberufegesetz sowie der zunehmend in die Versorgungspraxis einziehenden akademisch qualifizierten Pflege (durch sog. Advanced Nurse Practitioners), die den Fokus auf evidenzbasierte pflegerische Versorgung legen, kann der Zuwachs des Professionalisierungsgrades dokumentiert werden. Entsprechende Professionalisierungsmerkmale sind auch im Pflegesystem im Aufwärtstrend zu verzeichnen, nicht zuletzt durch das Pflegestudiumsstärkungsgesetz und das Pflegekompetenzgesetz (BMG, 2023b). Erweiterte Handlungskompetenzen sollen Advanced Nurse Practitioners durch das Pflegekompetenzgesetz erhalten und Verordnungen in bestimmten Versorgungsbereichen wie z. B. Schmerzmittel, Pflegehilfsmittel und Wundmaterial ausstellen und den Pflegeprozess eigenständig verantworten (Özlü 2025).

Das Fazit, das gezogen werden kann, ist, dass das Gesundheits- und Pflegesystem sowohl in der Langzeitpflegeversorgung als auch in der akutstationären Versorgung derzeit reformiert wird und bereits in Anteilen einen Reformierungs- und Transformationsprozess durchlebt hat und immer noch dabei ist, diesen zu vollziehen. Dieser Systemdrift in Bezug auf das Versorgungssystem der Bevölkerung ist elementar wichtig, soll das Gesundheits- und Pflegesystem überleben oder anders formuliert, soll eine gut funktionierende und leistungsfähige Versorgung für die Bevölkerung sichergestellt werden. In Anbetracht der zukünftigen Herausforderungen müssen die beteiligten Professionen alle vorhandenen Potenziale entfalten, um die interprofessionelle Zusammenarbeit im Sinne des Patient*innenwohls zu verbessern. Wagt man den Blick einmal international und betrachtet, wie es in anderen Gesundheits- und Pflegesystemen funktioniert, lässt sich die hier dargestellte Sichtweise auf das Entlassmanagement und die interprofessionelle Zusammenarbeit stärken. Im Sinne einer funktionalen Äquivalenz bedarf es einer innovativen Weiterentwicklung der Kompetenzen und Entscheidungsprämissen im Rahmen des Entlassmanagements in Richtung des Patient*innenwohls.

Vom Entlassmanagement zur integrierten Sorgearchitektur – Sozialraumagenturen als Schlüsselakteure einer zukunftsfähigen Versorgungslandschaft

7

Inhaltsverzeichnis

Die Diskussion um das Entlassmanagement ist in den letzten Jahren verstärkt in den Fokus gerückt – nicht zuletzt aufgrund der offensichtlichen Brüche, die an der Schnittstelle zwischen stationärer Versorgung und häuslichem Umfeld auftreten. Die Reforminitiativen der vergangenen Jahre markieren wichtige Schritte hin zu einem strukturierteren Übergang. Gleichwohl bleibt festzuhalten, dass sich Entlassprozesse noch immer überwiegend im Horizont medizinisch-organisatorischer Rationalität vollziehen (siehe hierzu auch Kap. 4) – was aus der systemanalytischen Perspektive der vorangegangenen Kapitel bereits für sich genommen mit enormen Steuerungs- und Vollzugsstörungen einhergeht. In den folgenden Abschnitten erfolgt daher eine sozialraumorientierte Betrachtung des Entlassmanagements innerhalb der bestehenden Sorgearchitektur und die Skizzierung eines agenturbasierten

K. Heckes et al., *Im Spannungsfeld zwischen Standort im Krankenhaus und Wirkung ins Außen*, https://doi.org/10.1007/978-3-658-50656-8_7

Lösungs- und Entwicklungsansatzes – eingebettet in die gegenwärtige sozialpolitische Debatte.

7.1 Das Außen: Entlassmanagement in der bestehenden Sorgearchitektur

Innerhalb der Versorgungsinfrastruktur und -architektur sind Krankenhäuser nach wie vor geschlossene Systeme mit künstlichen Brücken. Trotz Spitzenplätzen im internationalen Vergleich bezüglich Zugänglichkeit und Kapazität (OECD/Europäische Kommission 2024) sind die in Abschn. 4.1 skizzierten Effizienzverluste mit Blick auf Überversorgung, Belegungs- und Schnittstellenmanagement immanent. Zugleich nimmt der demografisch indizierte Druck weiter zu: ökonomische und personelle Ressourcen werden knapper und multimorbide Komplexfälle nehmen zu. Durchschnittlich verzeichnet jede vierte Person über 65 Jahren in Deutschland in den vergangenen 12 Monaten einen Krankenhausaufenthalt (Prütz & Rommel 2017). Durchschnittlich 40 % der Krankenhauspatient*innen über 65 haben eine demenzielle Begleiterkrankung (Bickel et al. 2018). Von allen Krankenhausentlassungen 2023 waren in 47 % der Fälle die Personen 65 Jahre und älter (Destatis/Genesis-Online 2025). Entlassmanagement muss daher nicht nur intraprofessionell und prozess- sondern lebensphasenbezogen im Spannungsfeld des Mehr-Ebenen-Systems fragmentierter und heterogener Sorgelandschaften agieren (Heerdt 2022, 2025).

Die Organisation Krankenhaus operiert hingegen – systemtheoretisch gesprochen – als geschlossenes Funktionssystem, das primär der Logik medizinischer Indikation und ökonomischer Effizienz folgt. Der Versuch, Übergänge aus diesem System heraus strukturiert zu gestalten, steht vor einem grundlegenden Steuerungsparadoxon: Während innerhalb des Systems hohe Steuerungsdichte und Handlungsroutinen herrschen, wird die Steuerungsverantwortung an der Schnittstelle zur Nachsorge auf andere, oftmals weniger bis kaum koordinierte Systeme übergeben – Pflege, Eingliederungshilfe, ambulante medizinische Versorgung, familiäre und eine Vielzahl informeller und hochgradig individueller Netzwerke. Die Perspektive der Netzwerkforschung ist daher, wie in Abschn. 4.3 aufgezeigt, immer auch eine Teil-Perspektive der Entlassforschung.

Ein zentrales Problem liegt in der Sektoralisierung von Gesundheits- und Pflegesystem. Beide Bereiche verfügen über eigenständige leistungs- und ordnungsrechtliche Systemlogiken, die nur unzureichend miteinander kompatibel sind. Eine rein auf inter- und intrasektorale Systemgrenzen bezogene Betrachtung ist jedoch zu verkürzt. Sie suggeriert, dass durch alleinige Prozessoptimierung und optimiertes Schnittstellenmanagement (rückblickend in Kap. 6 dargestellt) ein sollbruchstellenfreies und fallunspezifisch skalierbares Entlassmanagement sui generis herstellbar sei. Dabei stellt Kap. 2 zwei spezifische Qualitäten heraus, die für die Entwicklung von Lösungsansätzen nicht weniger wesentlich sind und seit mindestens zwei Dekaden am Entlassmanagement bemängelt werden: Flexibilität, Transformativität und Netzwerkbildung. Werden diese Komponenten mitberücksichtigt, entstehen im komplexen Mehr-Ebenen-System der modernen Versorgungsarchitektur Entwicklungsräume für ein Entlassmanagement, das nicht linear anhand einer medizinisch indizierten Sicherstellung der Behandlung agiert, sondern netzwerkbildend und lebensphasenorientiert professionsübergreifende Sorgearchitektur verbindet, bildet und stabilisiert.In der Praxis bedeutet dies: Eine sektorenübergreifende Versorgung ist strukturell nicht angelegt, sondern müsste vielmehr als sektorenverbindende Versorgung neu gedacht werden. Genau hier setzen bisherige Innovationsmodelle an: integrierte und person-zentrierte Versorgungsabläufe, sektorenübergreifendes Care- und Case-Management, sozialraumbezogene Hilfe-Mix-Modelle als integraler Bestandteil in Kombination mit Entlassmanagement als Überleitungsmanagement und defragmentierte Primärversorgung innerhalb verzahnter regionaler Infrastrukturen (Schulz-Nieswandt 2025).

Vor diesem Hintergrund gewinnt die Frage an Bedeutung, wie eine systematisch integrierte Sorgearchitektur entwickelt werden kann, die über die organisatorische Optimierung hinausgeht. Ausgehend von einem erweiterten Verständnis von Entlassmanagement – eines, das den Sozialraum als Ko-Produktionsarena von Versorgung und Teilhabe berücksichtigt – lässt sich diskutieren ob Sozialraumagenturen als adaptive Steuerungseinheiten und logistische Anschlussstellen des Entlassmanagements als zentrale Handlungseinheiten skizziert werden können, die das Potenzial besitzen, Entlassprozesse in eine integrierte Sorgearchitektur einzubetten und Systembrüche (gerade bei unkoordinierten Systemen) zu reduzieren.

Ein plastisches Beispiel für diese Systembrüche ist der Übergang vom Krankenhaus in die Kurzzeitpflege (KZP): Während für eine Krankenhausaufnahme Versichertenkarte und Einweisung genügen, sind für die Aufnahme in der KZP neben Versicherungskarte und medizinischen Unterlagen auch umfangreiche Dokumente (Pflegevertrag mit bis zu 20 Seiten) sowie individuelle Rezepte und Verordnungen erforderlich. Gleichzeitig fehlt in vielen KZP eine gesicherte ärztliche Betreuung und der Zugang zu Apotheken – insbesondere für auswärtige Patient*innen. Kommt es zu Verzögerungen bei der Entlassung, kollidiert dies mit dem Belegungsmanagement der KZP, deren wirtschaftliche Tragfähigkeit einen Auslastungsgrad von über 90 % voraussetzt. Auch die Finanzierung ist problematisch: Übersteigt der Aufenthalt die von der Pflegeversicherung gedeckten ca. 20 Tage oder können die Zuzahlungen nicht geleistet werden, droht eine Versorgungslücke.

Hinzu kommt ein grundsätzliches Missverhältnis zwischen normativen Ansprüchen und realen Möglichkeiten: So beschreibt der Expertenstandard ein idealisiertes Entlassmanagement, das angesichts fehlender personeller und struktureller Ressourcen in der Praxis oftmals wie ein „Märchenbuch" wirkt. Für viele soziale Fälle – insbesondere Menschen ohne Pflegegrad, mit Demenzdiagnose oder überforderte Angehörige – existiert de facto kein strukturiertes Entlassmanagement weil es schlicht an Steuerungsmöglichkeiten mangelt. Aus Patient*innenperspektive beginnt dies bereits vor dem stationären Aufenthalt mit dem ersten System- und Kulturbruch.

Die Koordination ist zudem stark abhängig vom individuellen Engagement und der etablierten Erfahrung von professions- und sektorenübegreifender Kooperationskultur. Es fehlen einheitliche Prozesspfade, verbindliche Standards und ein institutionelles Verständnis füreinander (ausführlich: Abschn. 4.2). Narrativ sind diese Fälle am Beispiel der Entlassungen am Freitagnachmittag bekannt. Zugleich übertragen und skalieren sich Herausforderungen und Verzögerungen innerhalb des einen Organisationssystems auf das andere und vice versa. Die Folge sind nicht nur logistische und finanzielle Probleme, sondern auch medizinische Risiken, etwa wenn bei einer Entlassung am Freitagnachmittag notwendige Medikamente fehlen und kurzfristig nicht beschafft werden können. Hinzu kommt, dass die Digitalisierung und Automatisierung von Prozessen im Rahmen der Telematikinfrastruktur, bislang kaum vorangeschritten ist - insbesondere nicht systemübergreifend. Ein weiterer Punkt: Die Patient*innen selbst bilden eine hoch heterogene Gruppe – hinsichtlich Alter, Geschlecht, Gesundheitszustand, sozialem Status oder pflegerischem Bedarf. Der Pflegegrad allein bietet keine verlässliche Orientierung. Die Systeme sind nicht nur fragmentiert – sie sind kommunikativ kaum kompatibel Es fehlt eine gemeinsame Sprache, ein gemeinsames Verständnis – kurz: eine integrierende Instanz.

7.2 Sozialraumagenturen, Entlassmanagement und die Genese einer integrierten Sorgearchitektur

Die Alternative liegt nicht in der Komplettierung eines defizitären Entlassmanagements, sondern in seiner Einbettung in eine umfassendere Sorgearchitektur. Der Sozialraum fungiert hierbei nicht als Residualkategorie, sondern als aktiver Möglichkeitsraum für integrierte, personenbezogene Versorgung. Die Idee der vernetzten sorgenden Gemeinschaften/caring communities geht über reine Netzwerkromantik hinaus: Sie beschreibt eine Infrastruktur geteilter Verantwortung, innerhalb derer professionelle, zivilgesellschaftliche und informelle Akteure Sorgehandeln kollektiv gestalten und werden als ein Zukunftsmodell nachhaltiger Versorgungsinfrastrukturen bewertet (Heerdt 2022).

Für die Anschlussfähigkeit dieser Versorgungslandschaften braucht es intermediäre Instanzen, die sowohl sozialräumlich verankert als auch systemübergreifend handlungsfähig sind – hier kommen Sozialraumagenturen ins Spiel. Als Katalysatoren vernetzter Sorgepraxis initiieren, koordinieren und moderieren sie komplexe Unterstützungsarrangements entlang der Bedürfnisse der Betroffenen. Als Entwicklungsagenturen integrierter Versorgungsarrangements sollen Sie die personalisierten Hilfsnetzwerke im Spannungsfeld von formellen zu informellen Unterstützungsformen fördern, koordinieren und verzahnen (Heerdt 2022). Sozialraumagenturen operieren als Steuerungsinstanzen im Mehr-Ebenen-System regionaler Daseinsvorsorge; und zwar sektorenübergreifend und zugleich netzwerkbildend. Ihre Aufgabe besteht nicht nur darin, Hilfen zu vermitteln und im sektorengebundenen Leistungsgeflecht von SGB V, IX, XI und XII zu koordinieren, sondern Möglichkeitsräume für multiprofessionelle Netzwerke zu schaffen und diese strategisch weiterzuentwickeln. Sie arbeiten systemübergreifend, kultursensibel, sektorenverbindend – und sie sind in der Lage, strukturelle Barrieren zu identifizieren, adressieren und zugleich generische Übergänge zu gestalten.

Konkret lassen sich drei zentrale Wirkebenen von Sozialraumagenturen unterscheiden:

- Koordination und Netzwerkentwicklung: Sie initiieren, moderieren und stabilisieren lokale Netzwerke aus medizinischen, pflegerischen, sozialen und zivilgesellschaftlichen Akteuren.
- Transformation: Als intermediäre Instanzen übersetzen sie institutionelle, professionelle und lebensweltliche Logiken füreinander und schaffen so Verständigung und Kooperation über Sektorengrenzen hinweg.
- Strategische Infrastrukturentwicklung: Sozialraumagenturen identifizieren Versorgungslücken, aktivieren lokale Ressourcen und entwickeln integrierte Unterstützungsstrukturen (z. B. gemeinschaftsorientierte Wohnformen, niedrigschwellige Beratungsangebote, Übergangsmanagement).

Diese idealtypische Skizze eines sozialräumlich verorteten Agenturmodells bildet als netzwerkgenerierende Instanz unkoordinierter häuslicher Systeme nicht nur eine fallsteuernde Begleitfunktion zwischen den Versorgungssettings und stellt Ansprechpartner für das Entlassmanagement sondern es bezieht vielmehr das Entlassmanagement in die Netzwerkbildungsprozesse mit ein. Personenzentrierte Fallsteuerung ermöglicht dann – ausgehend von Kenntnis der medizinischen, therapeutischen, pflegerischen und sozialen Komplexsituationen – professionsübergreifenden Informationstransfer und die auf Krisenresistenz ausgerichtete Koordination und Genese multiprofessioneller Sorgearrangements.

In dieser Form existieren Sozialraumagenturen bislang nicht bzw. nicht in ihrer vollständigen Ausprägung. Sie sind Teil eines Strukturmodells demografiefester und auf dem Leitbild von caring communities basierender Modelle integrierter Versorgung. Zugleich sind sowohl leistungsrechtlich – bspw. mit den §§ 7a und c SGB XI, der gesetzlichen Verankerung des Entlassmanagements im SGB V, sowie den sektorenübergreifenden Versorgungseinrichtungen die mit dem KHVVG gesetzlich verankert wurde – als auch durch Modellprojekten wie „Dem-i-K plus" (Kirchen-Peters & Ischebeck 2016), „STROKE OWL" (Greiner et al. 2023) oder „VESPEERA" (Forstner et al. 2021). Anknüpfungspunkte vorhanden, die es weiterzuentwickeln und zu systematisieren gilt. Erweitert man den Blick von einzelnen erfolgreich evaluierten Modellprojekten auf die gegenwärtige Versorgungslandschaft und die häufig fragmentierte, unzureichend koordinierte Sorgepraxis, so wird deutlich: Einzelmaßnahmen, wie sie im bisherigen Entlassmanagement diskutiert wurden, genügen nicht. Auch die hier entwickelte Skizze eines erweiterten Entlassmanagements muss in einen größeren Zusammenhang eingebettet werden: Es bedarf eines systemischen Blicks auf die gesamte Versorgungslandschaft sowie der Identifikation von Innovationsfeldern, die über sektorspezifische Einzelperspektiven hinausreichen. Drei zentrale Entwicklungslinien treten dabei besonders hervor:

Erstens zeigt die Diskussion um Gesundheitskioske das Potenzial niedrigschwelliger, wohnortnaher Anlauf- und Vermittlungsstellen, die nicht nur als Informations- und Beratungsinstanzen fungieren, sondern auch eine Brückenfunktion zwischen verschiedenen Versorgungslogiken übernehmen. Die Implementierung dieser Kioske – bislang häufig modellhaft und punktuell – verdeutlicht sowohl die Bedarfe als auch die strukturellen Hemmnisse, eine flächendeckende Versorgung zu etablieren. In ihrer Zielrichtung und Arbeitsweise weisen sie viele Parallelen zu den hier konzipierten Sozialraumagenturen auf und könnten in einem übergreifenden Versorgungsmodell synergetisch eingebunden werden – insbesondere für Menschen in vulnerablen Lebenslagen.

Zweitens verdeutlichen Modelle wie ReKo (Regionales Pflegekompetenzzentrum (G-BA 2025)), die Weiterentwicklung von Pflegestützpunkten zu sektorenübergreifenden Kompetenzzentren, das wachsende Bedürfnis nach systemübergreifenden Koordinierungsstellen, die über klassisches Case Management hinausgehend auch Care-Aspekte in die Steuerung integrieren. Diese multiprofessionell aufgestellten Koordinierungsstellen adressieren bewusst jene „Sollbruchstellen" im Versorgungssystem, die auch das Entlassmanagement prägen – und bieten somit potenzielle Andockstellen für Sozialraumagenturen.

Drittens skizzieren Gesundheitsregionen in ihrer Konzeption eine lokalregionale Verantwortung für Versorgung und Gesundheit. Diese regionalen

Steuerungsstrukturen beinhalten nicht nur ein integriertes Planungsverständnis, sondern bieten auch infrastrukturelle Voraussetzungen, innerhalb derer sozialraumorientierte Formen des Entlassmanagements konzeptionell wie praktisch verankert werden können. Sie markieren damit nicht nur strukturelle, sondern auch politische und administrative Möglichkeitsräume für eine transformative Sorgearchitektur.

7.3 Aktuelle Diskurslinien: Fragmentierung als Strukturprinzip oder Impuls zur Systemtransformation?

Die aufgezeigten Möglichkeitsräume eines Entlassmanagements als generativer Baustein einer integrierten Sorgearchitektur adressieren direkt die neuralgischen Punkte im gegenwärtigen sozialpolitischen – genauer, pflege- und gesundheitspolitischen Diskurs: Die Regionalisierung sowohl von Governance-Strukturen, Leistungserbringung und Koordination, niedrigschwelligen Zugangsangeboten, vernetzten Infrastrukturen (analog wie digital) und Netzwerkbildung sowie einer entsprechenden integrierten Sozialplanung unter sozialräumlicher Betrachtung. Vor dem Hintergrund der skizzierten Versorgungsrealitäten, institutionellen Beharrungskräfte und systemischen Sollbruchstellen wird im aktuellen sozial- und gesundheitspolitischen Diskurs zunehmend deutlich: Was lange Zeit als „Übergangsproblem" im Entlassmanagement verhandelt wurde, ist in Wahrheit Ausdruck eines strukturell fragmentierten Systems, das weder auf Kontinuität noch auf Kontextualität von Versorgung ausgerichtet ist – was als Ausdruck der normativen Kraft des faktischen im direkten Widerspruch zu dem politisch ausgerufen, wissenschaftlich unterlegtem und von Leistungserbringern seit Jahrzehnten gefordertem Primat einer sektorenübergreifenden Versorgung steht. Ganz offensichtlich ist hier ein Implementierungsdefizit festzustellen. Kongruente Zielsetzungen wurden durch die große Koalition vereinbart und zu Teilen in Gesetzesvorhaben umgesetzt. Exemplarisch ist hier das Krankenhausversorgungsverbesserungsgesetz (KHVVG) zu nennen, das aber ebenso wie das Krankenhausreformanpassungsgesetz (KHAG)- trotz klarer Problembeschreibungen (siehe hierzu Kapitel 4.1) - die Professionen der Sozialen Arbeit sowie die Stärkung sektorenübergreifender Zusammenarbeit größtenteils ausspart (AOK 2025). Andere Vorhaben wie das Pflegekompetenzgesetz (PKG), die im Stückwerk der Reformvorhaben zumindest einen Lückenschluss hätten schaffen können – insbesondere durch die Stärkung der Eigenverantwortung der Gesundheitsberufe – sind nicht mehr in Kraft getreten. Auch die neue Bundesregierung hat sich im Koalitionsvertrag auf Reformvorhaben festgelegt, die im wissenschaftlichen Diskurs fast schon als Konsens gelten: allem voran eine sektorenübergreifende und möglichst effiziente Sicherstellung der Versorgung. Woran aber mangelt es in einer flächendeckende und system- wie netzwerkwirksamen Umsetzung? Die derzeitigen Diskurse um Primärversorgungszentren, Caring Communities oder Commons-basierte Versorgungsmodelle deuten auf ein wachsendes Problembewusstsein – zugleich aber auch auf ein konzeptionelles Vakuum: Es fehlt an konsistenten Referenzmodellen, die sozialrechtliche, politische und infrastrukturelle Aspekte zusammendenken. Zugleich scheint es fahrlässig zu unterstellen, dass alle Akteure dasselbe Ziel verfolgen. So stehen Innovationswünsche und Transformationsbestrebungen auf der einen und Austeritätspolitik und flankierende Finanzierungsdebatten bei steigenden Bedarfen, Kosten und rückläufigen Personalkapazitäten im scheinbaren Widerspruch. Institutionelle Pfadabhängigkeiten und kulturelle Prägungen, netzwerkfeindliche aber zugleich verfestigte Strukturen und insbesondere eine Verantwortungsdiffusion in der Steuerungs-, Sicherstellungs- und Leistungsverantwortung im Mehr-Ebenen-System aus Bund, Land und Kommune tragen ihr Übriges dazu bei. Aktuelle Diskursbeiträge wie von Klie et al. (2025) stellen daher neben konkreten Vorschlägen zu einer grundlegenden Strukturreform die Entwicklung eines gesellschaftlich verankerten und zugleich „ehrlichen" Zielbildes in den Mittelpunkt der Debatte. Bausteine, wie die Einführung einer (Pflege)fachlichen Begleitung und die Reorganisation der gesetzlichen Beratungsangebote als Case- und Care-Managementinstitutionen, die Stand Dezember 2025 in den Maßnahmenkatalog des Zukunftspakts Pflege aufgenommen wurden (BMG 2025), bieten zumindest eine Gestaltungskulisse aus Perspektive des SGB XI für netzwerkbildende und sektorenübergreifende Agenturmodelle zur verzahnung von Innen und Außen.

Insgesamt – und das betrifft im Ergebnis damit auch die in diesem Buch dargestellten Erkenntnisse zum Entlassmanagement im Spannungsfeld von *Innen* und *Außen* (wodurch es zugleich prädestiniert für die skizzierten Lösungsansätze zugleich aber auch besonders vulnerabel für systemische Beharrungstendenzen ist) – fehlt es an einem systemisch, netzwerktheoretisch untermauerten und gesellschaftlich anschlussfähigem Strukturmodell einer zukunftsfesten Gesundheits- und Pflegearchitektur. Interessen und Pfadabhängigkeiten treffen auf die Herausforderungen einer Gesellschaft des langen Lebens und damit wird deutlich, wie innovationsfreundlich und implementierungsfähig unsere etablierten Produktions- und Steuerungsmodelle eigentlich sind.

Diese Überlegungen verdeutlichen: Die besten Lösungsansätze zur Überwindung der im Text beschriebenen systemischen Herausforderungen verbleiben folgenlos, wenn sie nicht in entsprechende Rahmenbedingungen eingebettet sind.

Diese betreffen nicht nur gesetzliche und untergesetzliche Vorgaben, sondern vor allem auch die faktische Ausgestaltung institutioneller Praktiken, Finanzierungslogiken, Zuständigkeitsgrenzen und kultureller Verständigungsformen. Eine nachhaltige Umsetzung innovativer Modelle wie der Sozialraumagenturen im Entlassmanagement setzt deshalb nicht nur gute Ideen, sondern auch verlässliche Governance-, Finanzierungs- und Kompetenzrahmen voraus.

Sozialraumagenturen markieren in diesem Sinne keine Zusatzstruktur, sondern den notwendigen infrastrukturellen Rahmen, um Sorge, Teilhabe und Gesundheit im lokalen Kontext nachhaltig zu verknüpfen. Die gesellschaftliche Herausforderung besteht darin, diese intermediären Strukturen systematisch zu fördern, institutionell zu verankern und finanziell abzusichern. Nur so kann das Entlassmanagement als ein Kernelement einer integrierten, teilhabeorientierten Sorgepolitik begriffen und gestaltet werden.

8 Ausblick für Praxisentwicklung und Forschungsinitiativen

Die Ergebnisse zeigen, dass es über die Systemgrenzen des Krankenhauses hinaus viele Möglichkeiten gibt, die Versorgung von Patient*innen und ihren Angehörigen sowie die interprofessionelle Zusammenarbeit zu verbessern. Es gibt viel Raum für Innovationen in der transdisziplinären, sektorübergreifenden Forschung und Untersuchung der tatsächlichen Praxis und der Wirkungseffekte des Patient*innen- und Entlassmanagements, sowohl in der Versorgungspraxis als auch in der täglichen Praxis in Kliniken. Der partizipative Erkenntnisprozess unterstützt eine kooperative Weiterentwicklung auf der Mikro-, Meso- und Makroebene des bestehenden Nachsorge- und Entlassmanagements gemeinsam mit beteiligten Professionen, um eine Transformation in Gesundheits- und Pflegesystemen zu erreichen.

Es ist von großer Bedeutung, dass die ambulante Versorgung als Umgebung außerklinischer Versorgung aktiv in die Forschung und Entwicklung einbezogen wird. Um intersektorale und intersektionale gemeinsame Abläufe und Routinen zu verbessern und zu standardisieren, wäre eine umfassende Rekonstruktion der Entlassmanagementprozesse zielführend, die von der Anbahnung im Krankenhaus bis hin zur ambulanten Akteurslandschaft reicht. Um Entlassprozesse langfristig zu gewährleisten, müssen sie auf der Basis kritisch unabhängiger, offener und transdisziplinär ausgerichteter Methodologien und adressat*innenorientierter Praxisentwicklung umfassend zu stabilisierenden Faktoren verstärkt und es müssen Diskontinuitäten identifiziert werden. Schließlich zeigt die Diskussion um das Entlassmanagement, dass dieses zwar ursprünglich im Krankenhaus stattfindet, aber auch Auswirkungen außerhalb des Systems haben kann. Zielführend wären die internen Versorgungs- und Planungsprozesse stärker auf die Überleitung in die außerklinische Versorgung auszurichten und die Versorgungskontinuität durch eine stär-

K. Heckes et al., *Im Spannungsfeld zwischen Standort im Krankenhaus und Wirkung ins Außen*, https://doi.org/10.1007/978-3-658-50656-8_8

kere Vernetzung zwischen klinikinternen Entlassmanager*innen, der Pflegeberatungsstruktur und den Leistungserbringern im nachstationären Sektor nach Entlassung sicherzustellen.

Hierzu müssen die internen Systeme, Prozesse und Haltungen im Krankenhaus über das Entlassmanagement mit dem im Titel benannten „Außen" verzahnt werden – und zwar sektorenübergreifend und in Form integrierter und netzwerkbildender Handlungsabläufe. Fachlich etablierte und gesetzlich verankerte Andockpunkte zur Organisation, Gestaltung und Entwicklung von Übergängen, Kompensation kritischer sowie transformativer Ereignisse und der lebensverlaufsbezogenen Planung finden sich mit dem Entlassmanagement im SGB V analog mit dem Case-Management im Rahmen des § 7a SGB XI. Ohne verbindende Systematik geht jedoch Effizienz verloren und Brüche in den Übergängen nehmen zu. Ein Lösungsansatz, um die systemische Trennung zwischen „Innen" im Krankenhaus und dem „Außen" aufzulösen wäre, die Pflegeberatung nach § 7a SGB XI viel früher schon zum Zeitpunkt der stationären Versorgung/vor Entlassung ins Krankenhaus zu holen, damit ein sektoral abgestimmtes Entlassmanagement mit Sozialdienst-Perspektive aus dem System Krankenhaus und die ambulante Versorgung durch das begleitende Case-Management intersektoral erfolgen kann. Die Pflegeberatung gemäß § 7a SGB XI führt (theoretisch) casemanageriell die qualifizierte Versorgungsplanung zur Sicherstellung der außerklinischen Pflegesituation durch. Sie ist damit sowohl vor als auch nach dem Krankenhausaufenthalt ein neuralgischer und potenziell kontinuitätsstiftender Andockpunkt. In der Rahmenvereinbarung Entlassmanagement ist dies zumindest so vorgesehen. Dass Pflegeberater nach § 7a SGB XI bereits ins Krankenhaus gerufen werden findet in der Versorgungspraxis jedoch selten bis nie statt. Die Richtlinie des GKV-SV zur Umsetzung der Pflegeberatung nach § 7a SGB XI hingegen lässt bereits die Kooperationsmöglichkeit mit dem Entlassmanagement unerwähnt. Eine systemische Verzahnung und bessere Wirksamkeit beider Angebote könnten bereits erreicht werden, wenn die vereinbarten Möglichkeiten stringent genutzt werden. Über die Richtlinienkompetenz der GKV bietet sich zudem eine sektorenverbindende Steuerungskompetenz an. Gleiches gilt für die föderalen Rahmenverträge über die Zusammenarbeit in der Beratung gemäß § 7a Abs. 7 SGB XI.

Über solche Beratungs- und Versorgungsketten hinaus bedarf es jedoch netzwerkbildender, koordinierender und steuernder Stellen, die über eine rein beratende Funktion hinausgehen und als Kristallisationspunkte einer sektorenverbindenden Sorgearchitektur fungieren. Sozialraumagenturen können hierbei als konzeptionelle wie organisatorische Erweiterung der bestehenden Beratungslandschaft verstanden werden. Sie schaffen Möglichkeitsräume für die Integration und Koordination der nach § 7a SGB XI verankerten Pflegeberatung mit dem Entlassmanagement im Sinne eines erweiterten Care-Managements. § 7c SGB XI eröffnet bereits heute die Möglichkeit, sektorenübergreifendes Case- und Care-Management integriert und als Netzwerkinstanz verzahnter regionaler und lokaler Versorgungsrealitäten abzubilden – unter anderem durch eine stärkere Verschränkung kommunaler Planungsprozesse, Pflegeberatung und sektorenübergreifender Steuerungsformen. Zugleich sind Sozialraumagenturen auf Wissenschaft und Forschung angewiesen, die in ihrer Differenziertheit darauf ausgerichtet sind - wie in Kap. 4 diskutiert -, Diskontinuitäten, strukturelle Lücken und blinde Flecken in der Versorgung systematisch zu identifizieren und ausgleichend zu adressieren. Hierfür reicht es nicht aus, sich auf linear produziertes Wissen zu stützen; erforderlich sind vielmehr reflexive, iterative Wissensprozesse, die Praxisdynamiken kontinuierlich aufnehmen, analysieren und in die Weiterentwicklung von Strukturen und Steuerungsansätzen zurückspiegeln. Sozialraumagenturen könnten als koordinierende Instanzen eingesetzt werden, die Beratungsketten integrieren, sektorenübergreifende Akteurslandschaften synchronisieren und Versorgung systematisch mit sozialräumlichen Ressourcen verknüpfen. Damit würde ein nachhaltiger Beitrag zur Transformation des Entlassmanagements geleistet – von der punktuellen Intervention hin zu einer stabilisierenden, lebensweltlich verankerten Sorgeinfrastruktur.

Was Sie aus diesem Buch mitnehmen können

- Eine Reflexionsanregung, dass bestimmten Flankierungen bzw. Engführungen der Studienlage sowie von Qualitätsentwicklungsprozessen tieferliegende epistemische Gründe und Machtkontexte zugrunde liegen bzw. darin reproduziert werden.
- Ein systemtheoretischer Versuch, die Relevanz der interprofessionellen Zusammenarbeit im Kontext der organisierten Krankenbehandlung in Bezug auf das Entlassmanagement zu kondensieren.
- Ansatzpunkte für die Gestaltung eines sozialraumorientierten Entlassmanagements sowie Impulse zur Weiterentwicklung lokaler Versorgungsstrukturen mithilfe vernetzter Steuerungsinstanzen.

K. Heckes et al., *Im Spannungsfeld zwischen Standort im Krankenhaus und Wirkung ins Außen*, https://doi.org/10.1007/978-3-658-50656-8

Curriculum Vitae der Autoren

Dr. phil. Kolja Heckes ist Sozialarbeiter (M.A.) und Professor für Fachwissenschaft Soziale Arbeit an der katho NRW, er studierte grundständig Soziale Arbeit (B.A.) sowie ‚Netzwerke in der Sozialen Arbeit' (M.A.), promovierte in Soziologie und absolvierte Weiterbildungen im Case Management (DGCC) und Systemischer Organisationsentwicklung (Wispo). Sein praktischer Schwerpunkt liegt im Aufbau von Kooperationsnetzwerken im (v. a. gesundheitsbezogenen) Sozialwesen; so war er Quartiersentwickler für die Diakonie Münster mit Schwerpunkt Gesundheitsförderung, gestaltete ein rurales Netzwerk zur Gesundheitsförderung im Auftrag der FH Münster und betätigte sich als Postdoc im Bereich des transdisziplinären Reallabors Frühe Hilfen im Forschungsverbund CareTech OWL (HSBI). Als Wissenschaftler setzt sich Heckes vor allem mit vernetzten und kooperativen Strukturen, mit regionalen und sozialräumlichen Bezügen, mit gesundheitsbezogenen und „biopolitischen" sowie soziotechnischen Themen, und mit der Professionalität Sozialer Arbeit (insbesondere in multiprofessionellen und transdisziplinären Kontexten bzw. an der Schnittstelle zwischen Sozial- und Gesundheitswesen) auseinander. Zuletzt erschien von Heckes (et al.) der Hrsg.-Band »*Soziotechnische Transformationen im Sozial- und Gesundheitswesen: Kollaborativ, divers, sozialräumlich und barrierefrei*« (2025).

Dr. rer cur. Ismail Özlü, ist Professor für Pflegewissenschaften, seine Schwerpunkte in Forschung und Lehre sind in der klinischen Pflege, der Akutpflege & Critical Care sowie der Pflegesystemforschung und des Advanced Nursing Practice.

K. Heckes et al., *Im Spannungsfeld zwischen Standort im Krankenhaus und Wirkung ins Außen*, https://doi.org/10.1007/978-3-658-50656-8

Er hat mehrjährige Praxiserfahrungen als Fachkrankenpfleger für Anästhesie und Intensivpflege und war im Rahmen seiner mehrjährigen Tätigkeit als Referent der sozialen Pflegekasse unter anderem auch für die Versorgungsthemen Entlassmanagement, Pflegeberatung nach § 7a SGB XI, sektorübergreifendes Versorgungsmanagement und außerklinische Intensivpflege zuständig. Nach einer 2,5 jährigen Vertretung der Professur für Akutpflege und Critical Care am Department für Pflegewissenschaft, an der Hochschule für Gesundheit in Bochum, ist er seit 2021 Professor für Pflegewissenschaft am Fachbereich Gesundheit, an der Hochschule Bielefeld. Er ist im Sprecher*innen-Team des Forschungsverbunds CareTech OWL (HSBI). Von Özlü (et al.) erschien in diesem Jahr der Beitrag „*A Reflection on Current Definitions of Critical Care and Critical Illness – a narrative review of the literature*“ (2026).

Christian Heerdt ist Sozialwissenschaftler, M.Sc., und studierte empirische Sozialforschung, Sozialpolitik und Volkswirtschaftslehre an der Universität zu Köln. Nach Forschungstätigkeiten für das Max-Planck-Institut für Gesellschaftsforschung und das Institut für Soziologie und Sozialpsychologie an der Universität zu Köln, ist er seit 2012 beim Kuratorium Deutsche Altershilfe (KDA) beschäftigt. Als Fachbereichsleiter verantwortet und steuert er die inhaltliche Arbeit sowie die Forschungs- und Entwicklungsprojekte zu den Themenkomplexen Pflege und Gesundheit, Wohnen, Demenz, Sozialraumentwicklung und Caring Communities im KDA. Ein besonderer Schwerpunkt seiner Arbeit liegt auf der Gestaltung sorgender Gemeinschaften sowie der Integration sozialraumorientierter Versorgungsstrukturen. Zuletzt veröffentlichte er im Nomos Verlag das Buch „*Sozialraumagenturen in der Langzeitpflege*“ (2022). Er ist Mitherausgeber des Fachmagazins *ProAlter* und publiziert regelmäßig zu sozialpolitischen und versorgungsstrategischen Zukunftsfragen.

Literatur

1. Albrecht M, Loos S, Möllenkamp M, Sander M, Schiffhorst G, Braeseke G, Stengel V (2017) Faktencheck Pflegepersonal im Krankenhaus. Internationale Empirie und Status quo in Deutschland. IGES, Bertersmann Stiftung. https://faktencheck-gesund-heit.de/fileadmin/files/BSt/Publikationen/GrauePublikationen/VV_FC_Pflegepersonal_final.pdf. Zugegriffen: 11.02.2023
2. Allen J, Hutchinson A, Brown R, Livingston, P (2014) Quality care outcomes following transitional care interventions for older people from hospital to home: A systematic review. BMC Health Service Research, 14(1)
3. aQua – Institut für angewandte Qualitätsförderung und Forschung im Gesundheitswesen (2015) Entlassungsmanagement. Konzeptskizze für ein Qualitätssicherungsverfahren. Beauftragt vom Gemeinsamen Bundesausschuss (G-BA). https://sqg.de/sqg/upload/CONTENT/Neue-Verfahren/Entlassungsmanagement/Bericht_Konzeptskizze_Entlassungsmanagement.pdf. Zugegriffen am 30.06.2023.
4. Aßfalg V, Hassiotis S, Radonjic M, Göcmez S, Friess H, Frank E, & Königstorfer J, (2022) Einführung des Entlassmanagements an einer Universitätsklinik für Chirurgie: Explorative Analyse von Kosten, Verweildauer und Patientenzufriedenheit. Bundesgesundheitsblatt: Gesundheitsforschung – Gesundheitsschutz, 65, S. 348–356
5. Bahr S, Bang J, & Yakusheva O, (2020) Nurse Continuity at Discharge and Return to Hospital. Nurs Res 2020; 69: 186–196
6. Beck-Gernsheim, E (2001) Die soziale Konstruktion des Risikos – das Beispiel Pränataldiagnostik. In: Geyer, C (Hg.) Biopolitik. Die Positionen. Suhrkamp, Frankfurt a. M., S. 21–40.
7. Bertelsmann-Stiftung (2019) Überversorgung- eine Spurensuche. https://www.bertelsmann-stiftung.de/de/publikationen/publikation/did/ueberversorgung-eine-spurensuche/. Zugegriffen: 18.12.2023

K. Heckes et al., *Im Spannungsfeld zwischen Standort im Krankenhaus und Wirkung ins Außen*, https://doi.org/10.1007/978-3-658-50656-8

8. Bickel H, Hendlmeier I, Heßler J.B, Junge M.N, Leonhardt-Achilles S, Weber J, Schäufele M (2018) The prevalence of dementia and cognitive impairment in hospitals—results from the General Hospital Study (GHoSt). Deutsches Ärzteblatt International 115, S. 733–740
9. Bourdieu P (1987) Die feinen Unterschiede. Kritik der gesellschaftlichen Urteilskraft. Suhrkamp Verlag, Frankfurt am Main
10. Brandberg C, Ekstedt M, & Flink M, (2021) Self-management challenges following hospital discharge for patients with multimorbidity: A longitudinal qualitative study of a motivational interviewing intervention. BMJ Open, 11(7)
11. Breuer, F, Muckel, P, Dieris, B (2019) Reflexive Grounded Theory. Eine Einführung für die Forschungspraxis. 4. Aufl. Wiesbaden, Springer VS.
12. Broge B, Kleine-Budde K, Pollmann T, et al. (2019) Entwicklung von Methoden zur Nutzung von Routinedaten für ein sektorenübergreifendes Entlassmanagement: Herausgegeben von aQua – Institut für angewandte Qualitätsförderung und Forschung im Gesundheitswesen. https://innovationsfonds.g-ba.de/downloads/beschluss-dokumente/555/2024-04-19_USER_Evaluationsbericht.pdf. Zugegriffen: 16.06.2025
13. Browne T, Darnell J, Savage T. E, & Brown A (2015) Social Workers as Patient Navigators: A Review of the Literature. Social Work Research, 39(3), S. 158–166
14. Bryant-Lukosius D, Carter N, Reid K, Faith D, Martin-Misener R, Kilpatrick K, Harbman P, Kaasalainen S, Marshall D, Charbonneau-Smith R, & DiCenso A (2015) The clinical effectiveness and cost-effectiveness of clinical nurse specialist-led hospital to home transitional care: A systematic review. Journal of Evaluation in Clinical Practice, 21(5), S. 763–781
15. Bundesministerium für Gesundheit (2021) Siebter Pflegebericht. Bericht der Bundesregierung über die Entwicklung der Pflegeversicherung und den Stand der pflegerischen Versorgung in der Bundesrepublik Deutschland Berichtszeitraum: 2016–2019. https://www.bundesgesundheitsministerium.de/fileadmin/Dateien/3_Downloads/P/Pflegebericht/Siebter_Pflegebericht_barrierefrei.pdf: Zugegriffen: 15.02.2023
16. Bundesministerium für Gesundheit (2023a) Glossar. Entlassmanagement. https://www.bundesgesundheitsministerium.de/service/begriffe-von-a-z/e/entlassmanagement o. J. Zugegriffen: 15.12.2023
17. Bundesministerium für Gesundheit (2023b) Pflegekompetenzgesetz. https://www.bundesgesundheitsministerium.de/ministerium/meldungen/lauterbach-wir-machen-einen-neustart-fuer-die-pflege-19-12-23. Zugegriffen: 21.12.2023
18. Clarke, A (2012) Situationsanalyse. Grounded Theory nach dem Postmodern turn. Herausgegeben und mit einem Vorwort von Reiner Keller. Wiesbaden, VS Verlag.
19. Commonwealth Fund (2017) Commonwealth Fund International Health Policy Survey of Older Adults. www.commonwealthfund.org/sites/default/files/2019-01/Robin%20Osborn_2017%20Survey%20Presentation_IHP%20Symposium.pdf. Zugegriffen: 4.10.2023
20. Destatis, Genesis-Online (2025) Krankenhauspatienten: Deutschland, Jahre, Geschlecht, Altersgruppen, Hauptdiagnose ICD-10 (1-3-Steller Hierarchie). Zugegriffen: 17.04.2025
21. Destatis (a) (Deutsches statistisches Bundesamt) (2023) Krankenhäuser: Einrichtungen, Betten und Patientenbewegung. https://www.destatis.de/DE/Themen/Gesellschaft-Umwelt/Gesundheit/Krankenhaeuser/Tabellen/gd-krankenhaeuser-jahre.html. Zugegriffen: 10.02.2023

22. Destatis (Deutsches Statistisches Bundesamt) (2024) Gesundheit und Pflege. https://www.destatis.de/DE/Presse/Pressemitteilungen/2024/12/PD24_478_224.html. Zugegriffen: 15.03.2026
23. Diaz-Bone, R (2013) Situationsanalyse – Strauss meets Foucault?, FQS – Forum: Qualitative Sozialforschung 14 (1). https://www.qualitative-research.net/index.php/fqs/article/view/1928/3466. Zugegriffen am 01.07.2025.
24. DKG (Deutsche Krankenhausgesellschaft) (2022) DKG zum Krankenhauspflegeentlastungsgesetz. Neben der Pflegepersonalbemessung ein Sammelwerk gesetzgeberischer Schnellschüsse. https://www.dkgev.de/dkg/presse/details/neben-der-pflegepersonalbemessung-ein-sammelwerk-gesetzgeberischer-schnellschuesse/. Zugegriffen: 15.02.2023
25. DKG, KVB, GKV-SV (2023) Rahmenvertrag über ein Entlassmanagement beim Übergang in die Versorgung nach Krankenhausbehandlung nach § 39 Abs. 1a SGB V (Rahmenvertrag Entlassmanagement) vom 01.07.2023. In der Fassung der 10. Änderungsvereinbarung vom 22.05.2023
26. DKI (2021) Krankenhausbarometer. Düsseldorf. https://www.dki.de/fileadmin/forschungsberichte/20211221_Final_KH-Barometer-komprimiert.pdf. Zugegriffen: 26.05.2025
27. DKIb(2018) Krankenhausbarometer. Düsseldorf. https://www.dkgev.de/fileadmin/default/Mediapool/3_Service/3.5._Publikationen___Downloads/3.4.5._Krankenhaus_Barometer/2018_11_KH_Barometer_final.pdf. Zugegriffen: 26.05.2025
28. Donald, F, Kilpatrick, K, Reid, K, Carter, N, Bryant-Lukosius, D, Martin-Misener, R., Kaasalainen, S, Harbman, P, Marshall, D, & DiCenso, A (2015) Hospital to community transitional care by nurse practitioners: A systematic review of cost-effectiveness. International Journal of Nursing Studies, 52(1), S. 436–451
29. Deutsche Vereinigung für Soziale Arbeit im Gesundheitswesen e. V. (DVSG) (2022) Entlassmanagement durch Soziale Arbeit in Krankenhäusern und Rehabilitationskliniken. https://dvsg.org/fileadmin/user_upload/DVSG/Veroeffentlichungen/Positionen/DVSG-Positionspapier-Entlassungsmanagement-2022-05.pdf, zugegriffen am 30.06.2025.
30. Egen C, Schiller J, Gutenbrunner C, Eckhardt I, Höpner K, Sturm C, Fink M, & Ranker A (2022) Machbarkeitsstudie zur Schließung der rehabilitativen Versorgungslücke bei Patient*innen nach erfolgter Majoramputation im Rahmen eines Innovationsfondsprojekts: Umsetzung, Erfahrungen und erste Ergebnisse. Physikalische Medizin, Rehabilitationsmedizin, Kurortmedizin, 32(4), S. 218–228
31. Faessler L, Kofler S, Wenke-Zobler J, Brunner C, Schäfer-Keller P, De Geest S, Schubert M, Regez K, Schuetz P, Müller B, & Conca A (2023) The use of nurse-led care intervention to improve self-care abilities subsequently decreasing readmission in multimorbid hospitalized patients: A quasi-experimental study in a real-world setting. Nursing Open, 10, 3787–3798. https://doi.org/10.1002/nop2.1637 Zugegriffen: 16.06.2025
32. Fischer, P (2023) Wissenschaftstheorie der Sozialwissenschaften. Bielefeld, transcript.
33. Forstner J, Günther W, Litke N, Pilz M, Schubert J, Szecsenyi J, Wensing M (2021) Versorgungskontinuität sichern: Patientenorientiertes Einweisungs- und Entlassungsmanagement in Hausarztpraxen und Krankenhäusern. GBA Online: https://innovationsfonds.g-ba.de/downloads/beschluss-dokumente/86/2021-08-20_VESPEERA_Evaluationsbericht.pdf. Zugegriffen: 16.06.2025

34. Foucault M (1988) Die Geburt der Klinik. Eine Archäologie des ärztlichen Blicks. Frankfurt am Main, Fischer Taschenbuch,
35. Foucault, M (1973) Wahnsinn und Gesellschaft. Eine Geschichte des Wahns im Zeitalter der Vernunft. Frankfurt am Main, Suhrkamp.
36. Fuhse, J (2023) Menschenbild in der Netzwerkforschung. In: Stegbauer, C, Häußling, R (Hrsg.): Handbuch Netzwerkforschung. Online-Edition/abrufbare Einzelartikel. Springer VS (Netzwerkforschung), Wiesbaden, S. 1–11
37. Gärtner H (1997) Das Krankenhaus als System. In: Eduard Zwierlein (Hrsg): Klinikmanagement. Erfolgsstrategien für die Zukunft. Das Krankenhaus als System.: Urban & Schwarzenberg, München, 1997, S. 119–138
38. Gärtner H (2007) Zur Ambivalenz des Qualitätsmanagements. Steuerungsinstrument oder Betriebsaccessoire. In: Krankendienst 80 (2007) 10–14
39. Gemeinsamer Bundesausschuss (2020) Bericht des IQTIG zur Veröffentlichung: Entlass-management- Zwischenbericht zur Überarbeitung der AQUA-Konzeptskizze. (Startseite – Gemeinsamer Bundesausschuss (g-ba.de). Zugegriffen: 15.02.2023
40. GKV-SV (2023) aG-DRG-System. https://www.gkv-spitzen-ver-band.de/krankenversicherung/krankenhaeuser/drg_system/g_drg_2021/drg_system_2021.jsp. Zugegriffen: 15.02.2023
41. Goncalves-Bradley D, Lannin N, A, Clemson L, M, Cameron I, D, & Shepperd S (2016) Entlassungsplanung aus dem Krankenhaus. Cochrane-Datenbank für systematische Übersichtsarbeiten, 1, CD000313. https://doi.org/10.1002/14651858.CD000-KARTON313.pub5-K. Zugegriffen: 16.06.2025
42. Greiner W, Düvel J, Elkenkamp S, Gensorowsky D (2023) Sektorenübergreifend organisierte Versorgung komplexer chronischer Erkrankungen: Schlaganfall-Lotsen in Ostwestfalen-Lippe. GBA Online: https://innovationsfonds.g-ba.de/downloads/beschluss-dokumente/372/2023-02-23_STROKE%20OWL_Evaluationsbericht.pdf. Zugegriffen: 16.06.2025
43. Griffiths C, Foster G, Ramsay J, Eldridge S, & Taylor S (2007) Wie Wirksam sind Experten-Patientenaufklärungsprogramme (Laien-geführt) für chronische Krankheit? BMJ, 334(7606), 1254–1256.
44. Griffiths P, Edwards M E, Forbes A, Harris R G, & Ritchie G (2007) Wirksamkeit der Intermediate Care in der PflegeLED-In- Patientenstationen. Systematische Übersichtsarbeiten der Cochrane-Datenbank, 2, CD002214. https://doi.org/10.1002/14651858.CD002-KARTON214.pub3-K. Zugegriffen: 16.06.2025
45. Griffiths S, Stephen G, Kiran T, & Okrainec K (2021) „She knows me best": A qualitative study of patient and caregiver views on the role of the primary care physician follow-up post-hospital discharge in individuals admitted with chronic obstructive pulmonary disease or congestive heart failure. BMC Family Practice, 22(1)
46. Gröning, K, Sander, B, Kamen, R v (Hrsg.) (2016a): Familiensensibles Entlassungsmanagement. Was Krankenhäuser für die Sicherstellung der häuslichen Pflege tun können. Festschrift zu zehn Jahren Modellprogramm ‚Familiale Pflege unter den Bedingungen der DRG‘. Mabuse Verlag, Frankfurt am Main
47. Gröning K, Lienker H, Sander B (2016b) Neue Herausforderungen im Übergang vom Krankenhaus in die familiale Pflege. Förderprogramm der AOK Rheinland/Hamburg und der AOK Nord West für Nordrhein-Westfalen, Hamburg und Schleswig-Holstein. In: Gröning K, Sander B, von Kamen R, Hrsg. Familiensensibles Entlassungsmanagement. Mabuse-Verlag, Frankfurt am Main, S. 15–27

48. Günther G (1976) Cybernetic ontology and transjunctional operations. In Günther, G, Beiträge zur Grundlegung einer operationsfähigen Dialektik (Bd. 1). Felix Meiner Verlag, Hamburg, S. 249–328
49. Günther G (1979) Life as Poly-Contexturality. In Beiträge zur Grundlegung einer operationsfähigen Dialektik, Bd. 2, Hrsg. Gotthard G. Felix Meiner Verlag, Hamburg, S. 283–307
50. Güthlin C, Köhler S, Dieckelmann M (2020) Chronisch krank sein in Deutschland. Zahlen, Fakten und Versorgungserfahrungen. Institut für Allgemeinmedizin der Goethe-Universität in Frankfurt am Main
51. Hämel K, Neugebauer T, Brzoska P, Wrona KJ, Yilmaz-Aslan Y (2022) Interprofessionelle Kommunikation in der Primärversorgung – Fördernde und hemmende Aspekte. Ein narratives Review. Pflegewissenschaft2022(4), 24. Jahrgang, hpsmedia, Hungen, S. 244–252
52. Hansen L, Young R, Hinami K, Leun, A, & Williams M (2011) Interventions to Reduce 30-Day Rehospitalization: A Systematic Review. Annals of Internal Medicine, 155(8), S. 520–530
53. Heckes K (2022) Professionsgenese im Netzwerk. Das Hervorgehen Sozialer Arbeit aus der Palliative Care-Kooperation als Sozialisationsprozess. Beltz Juventa, Weinheim/Basel
54. Heerdt C, (2022) Sozialraumagenturen in der Langzeitpflege. Das Agenturmodell als versteckte Idee im KDA-Projekt „Förderung bürgerschaftlichen Engagements durch Pflegestützpunkte“. Nomos, Baden-Baden
55. Heerdt C, (2025) Von der Umverteilung zur Transformation. Die verpassten Chancen der letzten Reformen und die Notwendigkeit einer sozialraumorientierten Pflege- und Gesundheitspolitik. ProAlter 2025(2), S. 19–21
56. Hesselink G, Schoonhoven L, Barach P, Spijker A, Gademan P, Kalkman C, Liefers, J, Vernooij-Dassen M, & Wollersheim H. (2012) Improving Patient Handovers From Hospital to Primary Care: A Systematic Review. Annals of Internal Medicine, 157(6), S. 417–436
57. Holzer B, & Fuhse J (2010) Netzwerke aus systemtheoretischer Perspektive. In Stegbauer, C, Häußling, R (Hrsg) Handbuch Netzwerkforschung. Springer VS, Wiesbaden, S. 313–323
58. Kamen R v (2016) Entlassmanagement aus der Perspektive von organisationalen Lern- und Bildungsprozessen. In: Gröning, K, Sander, B, Kamen, R v (Hrsg.): Familiensensibles Entlassungsmanagement. Was Krankenhäuser für die Sicherstellung der häuslichen Pflege tun können. Festschrift zu zehn Jahren Modellprogramm ‚Familiale Pflege unter den Bedingungen der DRG‘. Mabuse Verlag, Frankfurt am Main, S. 31–54
59. Kardorff E v (2023) Soziale Netzwerke in der Rehabilitation und im Gesundheitswesen. In: Stegbauer, C, Häußling, R (Hrsg.): Handbuch Netzwerkforschung. Online-Edition/abrufbare Einzelartikel. Springer VS (Netzwerkforschung), Wiesbaden, S. 1–17
60. Kaya S, Sain Guven G, Aydan S, Kar A, Teles M, Yildiz A, Koca G Ş, Kartal N, Korku C, Ürek D, Demir İ B, & Toka O (2018) Entlassungsbereitschaft der Patienten: Prädiktoren und Auswirkungen auf die Entlassung-geplante Wiedereinweisungen, Besuche in der Notaufnahme und Todesfälle. Zeitschrift für Pflegemanagement, 26(6), 707–716
61. Kleve, H (2012) Ambivalenz, System und Erfolg. Provokationen postmoderner Sozialarbeit. Heidelberg, Carl Auer.

62. Kleve, H (2007) Postmoderne Sozialarbeit. Ein systemtheoretisch-konstruktivistischer Beitrag zur Sozialarbeitswissenschaft. Wiesbaden, Springer VS.
63. Klie T, Ranft M, Szepan N-M (2025) Reset Pflegeversicherung. Strukturreform PFLEGE und TEILHABE III. Kuratorium Deutsche Altershilfe. https://kda.de/wp-content/uploads/2025/06/Strukturreform_Pflege_und_Teilhabe_III_2025.pdf. Zugegriffen: 17. Juni 2025
64. Knoop, T, Dettmers, S, Freymüller, N, Meyer-Feil, T (2025) Bedingungen für erfolgreiche Zusammenarbeit. Interprofessionelle Präsenz von Sozialdiensten in der medizinischen Rehabilitation. Forum Sozialarbeit + Gesundheit 31 (3), S. 22–26
65. Konrad M, Roeske A (2022) DGSA.podcast – Folge 04: Netzwerke und Soziale Arbeit [Audio-Podcast] mit Heiko Löwenstein und Katrin Lake. Hrsg. v. Deutsche Gesellschaft für Soziale Arbeit (DGSA). podcast.dgsa.de/podcast Zugegriffen am: 15.06.2025.
66. Köster-Steinebach I (2018) Entlassmanagement aus Sicht der Patienten – zwischen Bedarf und Realität. In: Eble, S, Miedke, J, Khan, N (Hrsg.), Entlassmanagement. Konzepte, Methoden, Umsetzung. Medizinisch Wissenschaftliche Verlagsgesellschaft, Berlin, S. 13–20
67. Kranich C (2019) Das Elend der Fallpauschalen und Modelle zu ihrer Überwindung. Verbraucherzentrale Hamburg und Hamburger Bündnis für mehr Personal im Krankenhaus. In: Dieterich A, Braun B, Gerlinger T, Simon M (Hrsg) Geld im Krankenhaus. Eine kritische Bestandsaufnahme des DRG-Systems. Springer VS Verlag, Wiesbaden, S. 273–291
68. Kirchen-Peters S, Ischebeck M (2016) Sektorenübergreifende Hilfen nach Erstdiagnose Demenz im Krankenhaus. Ergebnisse des Projektes Demi-i-K plus. Ministerium für Soziales, Gesundheit, Frauen und Familie, Saarbrücken
69. Klawe W (2006) Multiperspektivische Evaluationsforschung als Prozess - Wirkungsrekonstruktion aus Sicht der Beteiligten. In: Projekt eXe (Hrsg.): Wirkungsevaluation in der Kinder- und Jugendhilfe. Einblicke in die Evaluationspraxis. Deutsches Jugendinstitut (DJI), München, S. 125–142
70. Lemke, T (2007) Biopolitik. Zur Einführung. Junius Verlag, Hamburg
71. Luhmann N (1973) Zweckbegriff und Systemrationalität. 1. Auflage. Suhrkamp Verlag, Frankfurt am Main
72. Luhmann N (1984) Soziale Systeme. Grundriss einer allgemeinen Theorie. 1. Auflage. Suhrkamp Verlag, Frankfurt am Main
73. Luhmann N (1990) Soziologische Aufklärung 5. Konstruktivistische Perspektiven. Westdeutscher Verlag, Opladen/Leverkusen
74. Luhmann, N (2000) Organisation und Entscheidung. Westdeutscher Verlag, Wiesbaden
75. Muhle, M (2013): Eine Genealogie der Biopolitik. Zum Begriff des Lebens bei Foucault und Canguilhem. München: Wilhelm Fink Verlag.
76. National Institute for Health and Care Excellence (2018) Chapter 35 Discharge Planning. Emergency and acute medical care in over 16s: service delivery and organisation. NICE Guideline 94. Developed by the National Guideline Centre, hosted by the Royal College of Physicians. https://www.nice.org.uk/guidance/ng94/evidence/35.discharge-planning-pdf-172397464674. Zugegriffen: 16.06.2025
77. Nowossadeck E, Demografische Alterung und Folgen für das Gesundheitswesen (2012) Hrsg. Robert Koch-Institut 2012, Berlin, GBE kompakt 3(2) www.rki.de/gbe-kompakt (Stand: 11.04.2012). Zugegriffen: 15.02.2023

78. OECD/Europäische Kommission (2024) Health at a Glance: Europe 2024: State of Health in the EU Cycle. OECD Publishing, Paris
79. Osborn R, Moulds D, Schneider EC, Doty MM, Squires D, Sarnak DO (2015) Primary Care Physicians in Ten Countries Report Challenges Caring For Patients With Complex Health Needs. Health Affairs 34, NO. 12. 2104–2112. https://doi.org/10.1377/hlthaff.2015.1018. Zugegriffen: 16.06.2025
80. Özlü I (2017) Organisation und Interaktion in der organisierten Krankenbehandlung. Tectum Verlag, Baden-Baden
81. Özlü I (2025) Erweiterte Heilkundekompetenz von Pflegefachpersonen im Kontext des Pflegestudiumstärkungsgesetz und Pflegekompetenzgesetz- Chancen und Herausforderungen. Pflege & Gesellschaft 2025(1), 30 Jg. Beltz-Juventa Verlag, S. 84–89
82. Pelikan J (1993) Krankenhaus in den 90er Jahren. Trends – Herausforderungen – Perspektiven. In: Asselmeyer, Herbert; WBO Team (Hrsg.): Krankenhaus als soziales System. Neue Akzente durch: Innovationsforschung, Organisationsberatung, Personalentwicklung. Dokumentation der Fachtagung. Franzbecker Verlag, Hildesheim, S. 5–19
83. Provencher V, Clemson L, Wales K, Cameron, I, Gitlin L, Grenier A, & Lannin N (2020) Supporting at-risk older adults transitioning from hospital to home: Who benefits from an evidence-based patient-centered discharge planning intervention? Post-hoc analysis from a randomized trial. BMC Geriatrics, 20(1)
84. Prütz F, & Rommel A (2017) Inanspruchnahme von Krankenhausbehandlungen in Deutschland. Journal of Health Monitoring 2017 2(4), S. 95–100
85. Regierungskommission für eine moderne und bedarfsgerechte Krankenhausversorgung (2022) Grundlegende Reform der Krankenhausvergütung. Dritte Stellungnahme und Empfehlung der Regierungskommission für eine moderne und bedarfsgerechte Krankenhausversorgung. Bundesministerium für Gesundheit, 2022. https://www.bundesgesundheitsministerium.de/fileadmin/Dateien/3_Downloads/K/Krankenhausreform/3te_Stellungnahme_Regierungskommission_Grundlegende_Reform_KH-Verguetung_6_Dez_2022_mit_Tab-anhang.pdf. Zugegriffen: 16.02.2023
86. Richardt V (2016) Zielsicher im Sozialraum. Handeln und Bewerten in den Erziehungshilfen. VS Verlag, Wiesbaden
87. Richardt V (2011) Die Welt der Wirkung: Qualitative und quantitative Zielerreichung in den Erziehungshilfen. In: Eppler, N, Miethe, I, Schneider, A (Hrsg.): Qualitative und Quantitative Wirkungsforschung. Ansätze, Beispiele, Perspektiven. (Theorie, Forschung und Praxis Sozialer Arbeit, Band 2), Budrich Barbara, Leverkusen/Opladen, S. 125–144
88. Sagebiel J, Pankofer S (2022) Soziale Arbeit und Machttheorien. Reflexionen und Handlungsansätze (2. Aufl.). Lambertus, Freiburg im Breisgau
89. Schang L, Sundmacher L, Grill E (2020) Neue Formen der Zusammenarbeit im ambulanten und stationären Sektor: ein innovatives Förderkonzept. Das Gesundheitswesen; 82(6), S. 514–519
90. Scheu, B, Autrata, O (2018) Das Soziale. Gegenstand Sozialer Arbeit. Wiesbaden, Springer VS.
91. Schönig, W, Löwenstein, H (2024) Lexikonartikel: „Netzwerkarbeit“. Hg. v. Socialnet.de. https://www.socialnet.de/lexikon/Netzwerkarbeit (letzter Zugriff: 01.07.2025).
92. Schönig, W, Motzke, K (2016) Netzwerkorientierung in der Sozialen Arbeit. Theorie, Forschung, Praxis. Kohlhammer, Stuttgart

93. Schütz, A (1971) Gesammelte Aufsätze, 1. Band: Das Problem der sozialen Wirklichkeit. Den Haag, Martinus Njihoff.
94. Schmitz C, Berchtold P (2016) Zur Anatomie medizinischer Prozesse im zeitgenössischen Krankenhauswesen. In: Bode I, Vogd W. (Hrsg) Mutationen des Krankenhauses. Soziologische Diagnosen in organizations- und gesellschaftstheoretischer Perspektive. Springer VS Verlag, Wiesbaden, S. 87–102
95. Schütt M (2017) Freudlose Subjekte: Zur Psychoanalyserezeption Michel Foucaults. Zeitschrift für philosophische Forschung, 71(2), S. 268–288
96. Schulz-Nieswandt F (2010) Wandel der Medizinkultur? Anthropologie und Tiefenpsychologie der Integrationsversorgung als Organisationsentwicklung. Duncker & Humblot, Berlin
97. Schulz-Nieswandt F (2025) Rechtsphilosophie und Ethik der Rolle kommunaler Krankenhäuser im Kontext der Vision der Primärversorgungszentren und der Idee der Gesundheitsregion. Eine dichte Skizze einer modallogischen Sichtung konstitutiver Bausteine der Daseinsvorsorge im Sozialraum. Nomos, Baden-Baden
98. Schwertel, T (2023) Adele Clarke meets Donna Haraway: relationale Maps, Werden-mit-anderen und die Bedeutung von Elementen in Situationsanalysen. FQS – Forum: Qualitative Sozialforschung 24 (2). https://www.qualitative-research.net/index.php/fqs/article/view/4071, zugegriffen: 01.07.2025.
99. Simon M (2019a) Das deutsche DRG-System: Vorgeschichte und Entwicklung seit seiner Einführung. In: Dieterich, Anja; Braun, Bernard; Gerlinger, Thomas; Simon, Michael (Hsg.) (2019): Geld im Krankenhaus. Eine kritische Bestandsaufnahme des DRG-Systems. Springer VS Verlag, Wiesbaden. S. 3–28
100. Simon M (2019b) Die Bedeutung des DRG-Systems für Stellenabbau und Unterbesetzung im Pflegedienst der Krankenhäuser. In: Dieterich, Anja; Braun, Bernard; Gerlinger, Thomas; Simon, Michael (Hsg.) (2019): Geld im Krankenhaus. Eine kritische Bestandsaufnahme des DRG-Systems. Springer VS Verlag, Wiesbaden, S. 219–251
101. Stegbauer, C (2024) Die zwölf Grundannahmen der Netzwerkforschung. Springer, Wiesbaden
102. Sozialgesetzbuch V. https://www.gesetze-im-internet.de/sgb_5/: Zugegriffen: 16.06.2025
103. Staub-Bernasconi, S (2018) Soziale Arbeit und soziale Probleme. Eine disziplin- und professionsbezogene Bestimmung. In Thole, W (Hrsg.), Grundriss Soziale Arbeit. Ein einführendes Handbuch. 4. Aufl. Wiesbaden, VS Verlag, S. 267–282.
104. Stehr J (2007) Normierungs- und Normalisierungsschübe — Zur Aktualität des Foucaultschen Disziplinbegriffes. In Anhorn, R, Bettinger, F, Stehr, J (Hrsg), Foucaults Machtanalytik und Soziale Arbeit. Eine kritische Einführung und Bestandsaufnahme (Bd. 1). VS Verlag, Wiesbaden, S. 29–40
105. Stichweh R (2008) Professionen in einer functional differenzierten Gesellschaft. In: Saake I, Vogd W, (Hrsg.). Moderne Mythen der Medizin. Studien zur organisierten Krankenbehandlung. VS Verlag, Wiesbaden
106. Strauss, A, Corbin, J (1996): Grundlagen Qualitativer Sozialforschung. Weinheim, Beltz Psychologie VerlagsUnion.

107. Tetzlaff J, et al. (2017) Expansion or compression of multimorbidity? 10-year development of life years spent in multimorbidity based on health insurance claims data of Lower Saxony, Germany. Int J Publ Health 2017; 62: 679–686. DOI: https://doi.org/10.1007/s00038-017-0962-9. Zugegriffen: 15.02.2023
108. Vogd W (2004) Ärztliche Entscheidungsprozesse des Krankenhauses im Spannungsfeld von System– und Zweckrationalität. Eine qualitativ rekonstruktive Studie unter dem besonderen Blickwinkel von Rahmen (»frames«) und Rahmungsprozessen. VWF Verlag, Berlin
109. Vogd W (2005) Medizinsystem und Gesundheitswissenschaften – Rekonstruktion einer schwierigen Beziehung. Soziale Systeme, 11(2), S. 236–270
110. Vogd W (2011) Zur Soziologie der organisierten Krankenbehandlung. Velbrück Verlag, Weilerswist
111. Vogd W, Jansen T (2022) Kontexturanalyse. Theorie und Methode einer systemischen Sozialforschung. Springer VS Verlag, Wiesbaden
112. Wasem J, Matusiewicz D, Neuman A, Noweski M, (Hrsg) (2019) Medizinmanagement. Grundlagen und Praxis des Managements in Gesundheitssystem und Versorgung. 2. Auflage. Medizinisch Wissenschaftliche Verlagsgesellschaft, Berlin
113. Weiler, K, Wittwer, Y, Händler Schuster, D, Mahrer-Imhof, R (2019) Die Zufriedenheit mit der Austrittsplanung und die Informiertheit von Angehörigen beeinflussen die Bereitschaft, Pflege zu übernehmen. Pflege; 32(2)
114. Wingenfeld K (2004) Grenzen der Evidenzbasierung komplexer pflegerischer Standards am Beispiel des Entlassmanagements. Pflege und Gesellschaft, 9(2), S. 79–84
115. Wingenfeld K (2005) Die Entlassung aus dem Krankenhaus: Institutionelle Übergänge und gesundheitlich bedingte Transitionen. Huber, Göttingen
116. Wingenfeld K (2020) Pflegerisches Entlassungsmanagement im Krankenhaus: Konzepte, Methoden und Organisationsformen patientenorientierter Hilfen. 2., erweit. Auflage. W. Kohlhammer, Stuttgart

Zum Weiterlesen

117. Foucault, M (1988) Die Geburt der Klinik. Eine Archäologie des ärztlichen Blicks. Fischer Taschenbuch, Frankfurt am Main
118. Gärtner H (1997) Das Krankenhaus als System. In: Zwierlein E (Hrsg) Klinikmanagement. Erfolgsstrategien für die Zukunft. Das Krankenhaus als System. Urban & Schwarzenberg, München, S. 119–138.
119. Gröning, K, Sander, B, Kamen, R v (Hrsg) (2016) Familiensensibles Entlassungsmanagement. Was Krankenhäuser für die Sicherstellung der häuslichen Pflege tun können. Festschrift zu zehn Jahren Modellprogramm ‚Familiale Pflege unter den Bedingungen der DRG'. Mabuse Verlag, Frankfurt am Main
120. Heerdt C, (2022) Sozialraumagenturen in der Langzeitpflege. Das Agenturmodell als versteckte Idee im KDA-Projekt „Förderung bürgerschaftlichen Engagements durch Pflegestützpunkte". Nomos, Baden-Baden
121. Özlü I (2017) Organisation und Interaktion in der organisierten Krankenbehandlung. Tectum Verlag, Baden-Baden

122. Schulz-Nieswandt F (2025) Rechtsphilosophie und Ethik der Rolle kommunaler Krankenhäuser im Kontext der Vision der Primärversorgungszentren und der Idee der Gesundheitsregion. Eine dichte Skizze einer modallogischen Sichtung konstitutiver Bausteine der Daseinsvorsorge im Sozialraum. Nomos, Baden-Baden
123. Wingenfeld, K (2005) Die Entlassung aus dem Krankenhaus: Institutionelle Übergänge und gesundheitlich bedingte Transitionen. Huber, Göttingen

Kolibri 360 GmbH
Ferdinand-Jühlke-Straße 7
99095 Erfurt, Deutschland
produktsicherheit@kolibri360.de